CB040367

Da neurologia à psicanálise

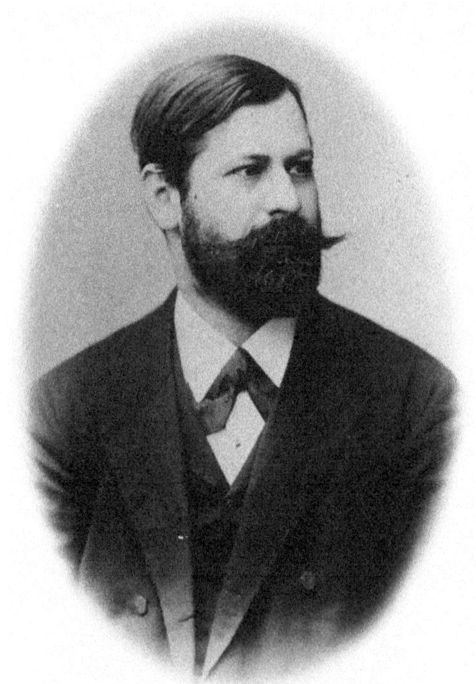

Sigmund Freud em 1891

Lynn Gamwell
Mark Solms

DA NEUROLOGIA À PSICANÁLISE

DESENHOS NEUROLÓGICOS E
DIAGRAMAS DA MENTE POR
Sigmund Freud

Organização
Jassanan Amoroso Dias Pastore

Tradução
Jassanan Amoroso Dias Pastore e Márcia Dancini

ILUMI//URAS

Título original
From neurology to psychoanalysis

Capa
Michaella Pivetti

Projeto gráfico
Iluminuras
baseado no projeto original de David Skyrca

Revisão
Virgínia Arêas Peixoto

(Este livro segue as novas regras do Acordo Ortográfico da Língua Portuguesa.)

CIP-BRASIL. CATALOGAÇÃO-NA-FONTE
SINDICATO NACIONAL DOS EDITORES DE LIVROS, RJ

G18d

Gamwell, Lynn
Da neurologia à psicanálise : desenhos neurológicos e diagramas da mente por Sigmund Freud / Lynn Gamwell, Mark Solms ; organização Jassanan Amoroso Dias Pastore ; tradução Jassanan Amoroso Dias Pastore e Márcia Dancini. - São Paulo : Iluminuras, 2008.
il.

ISBN 978-85-7321-292-1

1. Freud, Sigmund, 1856-1939. 2. Neurologia. 3. Neuropsicologia. 4. Psicologia clínica. I. Solms, Mark. II. Pastore, Jassanan Amoroso Dias. III. Título.

08-3744.   CDD: 150.1952
                CDU: 159.964.2

01.09.08   02.09.08   008483

2024
EDITORA ILUMINURAS LTDA.
Rua Salvador Corrêa, 119 - 04109-070 - São Paulo/SP - Brasil
Tel./Fax: (11)3031-6161
iluminuras@iluminuras.com.br
www.iluminuras.com.br

ÍNDICE

APRESENTAÇÃO

Jassanan Amoroso Dias Pastore

A memória é nossa identidade, nossa alma; se se perde a memória, já não existe alma. Esse precioso e contundente alerta, feito pelo romancista Umberto Eco,[1] *ressoa, certamente, os ecos do pensamento freudiano, que se ocupou, do começo ao fim, com a natureza da memória. Memória e comemoração acerca da vida e da obra de Sigmund Freud, fundador da psicanálise, foram as motivações fundamentais que deram vida a este projeto de organizar uma edição brasileira com o intuito de trazer à luz e tornar acessível, aos psicanalistas e ao público em geral, no Brasil, este livro, de dupla autoria, da historiadora de arte e da ciência Lynn Gamwell — diretora do Museu de Arte da Universidade de Binghamton e curadora da exposição intitulada* Da Neurologia à Psicanálise: Desenhos Neurológicos e Diagramas da Mente por Sigmund Freud[2]*, 2006, realizada ineditamente num museu de arte —, e do psicanalista Mark Solms — diretor do Centro Arnold Pfeffer de Neuropsicanálise do Instituto Psicanalítico de Nova York. Esta obra contém, além dos brilhantes textos dos autores, o extraordinário mérito de reunir, num só volume, a coleção de aproximadamente oitenta esboços de Freud, entre manuscritos, desenhos e diagramas cujos originais se encontram distribuídos, em sua maioria, nos acervos do Museu Freud, em Londres, e da Biblioteca do Congresso, em Washington, e em sua menor parte, nos da Academia de Medicina de Nova York e da coleção de Bruce Skalarew, em Maryland.*

[1] Cruz, J. (2008, 11 de maio). "O professor aloprado" (Entrevista). *Folha de S. Paulo*. p. 6.

[2] A exposição, realizada na New York Academy of Medicine (6 maio a 26 agosto 2006) e na Binghamton University Art Museum, State University of New York (8 setembro a 8 outubro 2006), e a publicação original foram produzidas pelo Museu de Arte da Universidade de Binghamton, em cooperação com o Centro Arnolf Pfeffer de Neuropsicanálise do Instituto Psicanalítico de Nova York, e com a Associação Psicanalítica Americana, em comemoração ao 150º aniversário de nascimento de Sigmund Freud, em 06 de maio de 1856.

A trajetória neurológica de Freud, embora pouco conhecida, foi precursora de sua obra psicanalítica. Sua dedicação de mais de uma década à neuroanatomia e à clínica e à teoria neurológicas lançou os alicerces sobre os quais ele pôde erguer a psicanálise. Sua paixão não só por Darwin como também por Goethe, em especial pela Ode à Natureza, *influenciou decisivamente sua escolha pela medicina, a ponto de ser mais tarde reconhecido por seu biógrafo Ernest Jones como o "Darwin da mente". O conhecimento das idéias de Darwin despertou sua curiosidade sobre as formas e as origens primitivas dos sistemas nervosos, sobretudo no que se referia a sua lenta evolução. No curso de medicina, o seu interesse pela pesquisa científica já se fazia presente e logo se inclinou para a fisiologia e a anatomia.*

Ao lado de seu professor de fisiologia Ernst Brücke, Freud inicia a pesquisa do sistema nervoso da lampreia — um peixe muito primitivo —, em particular de um aglomerado de células ao redor da medula espinhal, e depois do lagostim — um invertebrado.

A partir de tais pesquisas, suas descobertas são significativas: identifica os precursores dessas células na forma larval singular da lampreia e demonstra que eles são homólogos às células dos gânglios espinhais posteriores de peixes de espécies superiores; mostra também que os componentes nervosos do sistema nervoso dos invertebrados são morfologicamente idênticos aos dos vertebrados — até então considerados radicalmente diferentes —, ao concluir que não eram os elementos celulares que diferiam os animais primitivos dos avançados, mas sua "organização".

Ao se graduar em medicina, em 1881, já transparece em Freud sua tendência para a neurologia clínica, ao mesmo tempo que dá continuidade à sua pesquisa em anatomia, então com o exame do sistema nervoso humano.

A teoria "localizacionista" da época era encabeçada pelo neurologista francês Paul Broca, que havia demonstrado, em 1861, que a perda da linguagem expressiva (a afasia expressiva) decorria de uma lesão em uma área particular do cérebro, seguida de outras inúmeras descrições de "centros" relativos a várias aptidões específicas, como a da linguagem expressiva, da linguagem receptiva, da percepção da cor, da escrita etc. O estudo dessa teoria culminou com a postulação, em 1880, pelo psiquiatra Theodor Meynert, de que uma lesão numa área específica do córtex cerebral estava sempre presente na afasia sensorial. Presumia-se, portanto, que havia uma relação muito simples, quase mecânica e linear, entre cérebro e mente. Esse clima "localizacionista" provocara muitas insatisfações e inquietações no jovem

Freud que, de outro modo, estava interessado na organização, na evolução e na história das relações entre cérebro e mente.

Durante o período de 1882 a 1885 Freud desenvolverá sua habilidade de observador clínico e neurologista nos pavilhões do Hospital Geral de Viena, ao descrever, pormenorizadamente, nos artigos clínico-patológicos, o histórico dos casos por ele observados.

Em seu Estudo Autobiográfico *(1925 [1924]), ele revela que nem no período da graduação nem depois dele sentiu predileção particular pela carreira de médico, e que o tema central de suas investigações, aquele que o acompanhara desde a faculdade, fora a relação entre cérebro e psiquismo. Freud enfatiza que o mergulho na verdade revelada pela advertência de Mefistófeles, de que "é em vão que se vagueia de ciência em ciência: cada um aprende somente aquilo que pode aprender",[3] o tocou profundamente; ele chega mesmo a admitir que as peculiaridades e limitações de seus dons lhe negavam qualquer sucesso no campo da ciência, dentro dos moldes positivas da época, palavras que deixaram uma marca indelével em seu espírito.*

À distância, brilhava o expectável interlocutor Charcot. Assim, seu percurso começa a tomar novos rumos por volta de 1885, quando vai a Paris estagiar com o neuropatologista e cientista Jean-Martin Charcot, que então investigava a histeria, no Hospital Salpêtrière. Para o francês, o instinto sexual reprimido poderia ter como válvula de escape a histeria, sobretudo nas mulheres, uma vez que a repressão sexual recaía, naquela época, preferencialmente sobre elas. Porém, Freud nos alerta sobre o papel da sexualidade reprimida como fonte de conflitos que, grosso modo, *viriam a constituir o inconsciente e para o qual os sonhos representam um caminho privilegiado, por meio de seu significado oculto e simbólico. Os novos rumos distanciarão Freud da neurologia e o conduzirão à procura dos sentidos dos sintomas histéricos e de outros atos humanos, como os sonhos, os lapsos, que pareciam ficar fora do controle racional consciente.*

Em 1886, de volta a Viena, inicia sua clínica neurológica e trabalha no Instituto de Doenças Infantis, dando aulas clínicas de neurologia. A partir delas escreverá três livros baseados em suas monografias sobre paralisias cerebrais infantis, direcionando-se, definitivamente, para uma visão mais dinâmica do cérebro.

O estudo minucioso dos fenômenos da afasia (1891) o deixa intrigado, em especial no que se referia a certas expressões estereotipadas e aparentemente

[3] Goethe, *Fausto*, Parte I, Cena 4.

sem sentido, que consistiam no último resíduo da fala ou do enunciado do paciente, próximo ao acidente cerebral, mas que ele considerará uma "fixação traumática": daí a repetição, de uma idéia ou concepção, que assumirá uma importância crucial em sua teoria das neuroses. Freud observa, também, que muitos sintomas das afasias, como os erros verbais, provinham de associações verbais em que as palavras de som ou sentido semelhantes substituíam a palavra em questão, ou, em situações mais complexas, se originavam de associações particulares forjadas no passado do paciente. E ressalta ainda que as parafasias só poderiam ser compreendidas se levássemos em conta mais a natureza das palavras e suas associações, o universo da linguagem e do sentido do que a anatomia ou a fisiologia do cérebro, pois as manifestações afásicas não se reduziam a depósitos estáticos de imagens de palavras alojadas nas células de um "centro", mas funcionavam como "campos corticais" — áreas amplas do córtex, dotadas de uma multiplicidade de funções, que facilitariam ou inibiriam umas às outras, mecanismo que ele irá chamar de "barreiras de contato".

À medida que sua pesquisa sobre as afasias desliza de uma visão pautada num centro ou lesão para outra mais dinâmica do cérebro, seus pensamentos acerca da histeria desenvolvem-se paralelamente.

Em 1889, sob a influência de Bernheim, Freud afasta-se da idéia charcotiana de uma lesão circunscrita na paralisia histérica e avança em direção a uma compreensão mais complexa, que envolvia as mudanças fisiológicas distribuídas por diferentes partes do sistema nervoso, o que irá de encontro às descobertas alcançadas em seu estudo das afasias. E é por volta de 1893 que rompe por completo com todas as explicações orgânicas sobre a etiologia da histeria e escreve Estudos sobre a Histeria *em parceria com Joseph Breuer. A partir daí foca-se no estudo sobre a importância etiológica da vida sexual nas neuroses.*

A visão de interligação e de um modelo funcional entre cérebro e psiquismo, que se apresentou a Freud quase como uma clareza de revelação, embora sofra resistência até os dias atuais, deu origem, em 1895, ao Projeto para uma Psicologia Científica, *publicado somente meio século mais tarde, em que reuniu os campos da memória, atenção, consciência, percepção, desejos, sonhos, sexualidade, defesa, recalcamento e processos primário e secundário do pensamento numa organização única e coerente do psiquismo.*

A natureza da memória ocupou Freud do começo ao fim de sua obra. Para ele, a afasia era uma espécie de esquecimento e as disfunções da memória eram centrais na histeria, levando-o a sua conhecida concepção e afirmação de que "os histéricos sofrem de reminiscências". As "barreiras de contato" seletivas permitiriam mudanças neuronais constantes, e essas, por sua vez, corresponderiam à aquisição de novas lembranças, isto é, para Freud, memória e motivação caminham de mãos dadas — a força e o sentido da rememoração encontram-se aliadas ao desejo. Conduzido por essas observações, ele enfatizará que a força da memória é um processo dinâmico, transformador e reorganizador, ad infinitum, *da formação da identidade do sujeito, no curso de sua vida. Freud foi suficientemente sensível ao potencial reconstrutivo da memória, ou seja, ao fato de que as lembranças são continuamente trabalhadas e retrabalhadas e de que, portanto, a essência da memória é a retranscrição — processo criativo em que os traços mnêmicos sofrem rearranjos, de acordo com novas circunstâncias históricas e singulares do sujeito, em que participam suas pulsões e desejos inconscientes, semelhante à experiência do sonho. Processo de adensamento do presente, que pode estar sufocado ou ressoando de maneira quase inaudível, por meio de rememorações mutativas do passado que apontam para novos tempos futuros.*

É inegável a relevância artística que os diagramas de Freud adquiriram no decorrer da história da arte. Na etapa inicial, ligados à neurobiologia, os desenhos documentam suas observações ao microscópio. No período seguinte, em que faz o salto do corpo para o psiquismo, eles transformam-se em diagramas — traduções visuais de suas intuições teóricas. No conjunto, satisfazem um senso estético que projetamos na sua obra, um sentido que é nosso e que seria alheio a Freud e ininteligível para ele; isso faz com que seus desenhos estejam hoje mais próximos da arte do que na época em que foram produzidos, como afirma o artista plástico e crítico de arte Luis Camnitzer[4]*, para quem tais desenhos, principalmente os diagramas, inexistentes na época, da fase em que pela primeira vez são estudadas as origens psicológicas não visíveis dos transtornos psíquicos e sua conseqüente aceitação, ocupam um lugar especial dentro do universo artístico, na medida em que começam a expandir as fronteiras do conhecimento, e isso, sem a intenção do autor, os aproxima da arte.*

Vislumbrar o diagrama da sexualidade esboçado por Freud em 1895, avant la lettre, *fulgurando como ápice e obra aberta para o inconsciente e a metapsicologia, na retrospectiva de Lynn Gamwell e Mark Solms, foi outro elemento propulsor que nos cativou logo de imediato, produzindo assombro e*

[4] Luis Camnitzer, professor emérito do SUNY College, Old Westbury, discute amplamente os desenhos de Freud, do ponto de vista artístico, em seu texto "Os desenhos do outro. Freud (Sigmund)", publicado pela Revista *ide*: *psicanálise e cultura*, v. 29, n. 43, pp. 108-113, 2006.

contentamento. Em 2005, ao assumirmos a editoria da Revista ide: psicanálise e cultura, *procuramos resgatar, em sua capa, porém de modo inovador, a imagem do esquema sexual de Freud, já adotada pelos editores de 1989 a 1996. Renovamos então a arte gráfica da capa, inspirando-nos na capa do catálogo da exposição* Picasso Érotique, *realizada na Galerie Nationale du Jeu de Paume, em Paris, 2001, e incluímos uma janela sobre essa sugestiva imagem, tendo em mente uma menção acerca do saber indissociável do olhar polivalente, do olhar* através *e* atravessado *pelas pulsões e pela singularidade inventiva do desejo em sua capacidade de se relançar inesgotavelmente.*

Meus sinceros agradecimentos à Lynn Gamwell, por sua solicitude e solidariedade manifestadas diante da minha empreitada de organização desta edição brasileira, em que garantiu, inclusive, a anuência de Mark Solms com relação à tradução de suas brilhantes observações e análises dos desenhos de Freud.

Com estima e respeito, agradeço de coração aos amigos Márcia Dancini, tradutora fiel, Luís Carlos Menezes, Cláudio Rossi e Leopold Nosek, psicanalistas de fé, que com carinho e cuidado aceitaram nosso convite e se dispuseram a escrever a orelha, o prefácio e o posfácio, respectivamente, desta edição.

À Sonia C. de Azambuja, analista e companheira afetuosa, minha eterna e profunda gratidão.

Boa aventura!

PREFÁCIO

Claudio Rossi

A publicação dos desenhos e diagramas de Freud tem o mérito de por em evidência algumas características de sua personalidade assim como sua ligação com a pesquisa biológica e médica. Essa ligação precedeu suas descobertas psicanalíticas e até o fim de sua vida foi uma referência para seu pensamento. Neste livro, os comentários Lynn Gamwell e Mark Solms deixam claro que Freud fez contribuições originais e de importância nesses campos, válidas até hoje. Lynn Gamwell retrata os métodos e costumes dos cientistas do século XIX, mostra que Freud era um deles e descreve as vicissitudes e paradoxos que ele teve que enfrentar para poder dirigir suas pesquisas para um objeto tão fugidio: a mente humana. Mark Solms em seus brilhantes comentários põe em relevo aspectos das imagens e inventaria as descobertas feitas por Freud na histologia e na neurologia que permanecem válidas até hoje. Era, portanto, pesquisador competente e produtivo. Observava, descrevia e desenhava seus objetos de pesquisa com grande meticulosidade e era capaz de se manter aberto para o questionamento de suas hipóteses de trabalho. Conhecia o método científico e era capaz de empregá-lo com mestria.

Seu interesse pela alma humana desde cedo se manifestou e sua dedicação à neurologia foi o caminho que escolheu para iniciar suas pesquisas nessa direção. Essa escolha, porém, não foi fortuita. Freud sempre entendeu o psiquismo humano como um fenômeno decorrente da evolução das espécies, como um "produto" da atividade do sistema nervoso na sua interação com o meio ambiente em suas dimensões físicas e histórico-culturais. Seu conceito de "séries complementares", frequentemente esquecido, é fundamental para quem estuda e se dedica à psicanálise, pois, não existe psicanálise sem a presença do biológico, do filogenético, da fisiologia, da ontologia e da cultura. A ontogênese psicanalítica se, por um lado, não existe sem a história das relações pessoais do sujeito, por outro, está profundamente enraizada no conceito de pulsão que, por sua vez, tem como fundamento as tendências corporais herdadas e adquiridas.

Equivocam-se os que acreditam que a psicanálise se reduz a uma hermenêutica, ou a uma especialidade linguística, mas, é, também, um erro tentar vê-la como uma neuropsicologia. A Psicanálise tem como fulcro, como ponto de apoio fundamental a clínica psicanalítica. Na aplicação do método na prática, no encontro entre analista e analisando, acontecem os fenômenos que são o objeto da pesquisa específica dessa especialidade. Foi assim que Freud colheu os dados para a construção de suas teorias e desenvolveu novas ferramentas de trabalho. Na clínica fez as descobertas que iniciaram o grande edifício do conhecimento psicanalítico que um século depois já constitui o maior corpo teórico a respeito da mente humana. Nesses pouco mais de 100 anos um número relativamente pequeno de profissionais, se levarmos em conta o número de pesquisadores que atuam em outras áreas do conhecimento, deram contribuições de tal monta que é impossível se pensar o século XX e este início de século XXI sem a Psicanálise que marca sua presença na Medicina em geral e na Psiquiatria em particular, na Psicologia, na Antropologia, na Sociologia, na Filosofia, na Linguística, na Pedagogia, nas artes em geral, na Religião e em outras áreas da vida humana.

A presença da Psicanálise, porém, não é pacífica. Se o acúmulo de conhecimentos feito por ela, como dissemos, já é imenso, o que se escreveu e se falou contra a Psicanálise é incomensurável. Ela, porém, sobrevive, se amplia, se expande e continua a despertar interesse e a fazer novas descobertas. Sempre enraizada na clínica e na realização de seu método. Não é uma nova especialidade médica, não é uma explicação do Homem ou do mundo, não é uma filosofia ou uma crença. É uma maneira de ver o Homem posta em prática, uma atitude que quando realizada nos encontros entre analista e analisando permite a emergência de uma série de fatos e vivências que põe em questão todas as visões anteriores a respeito do ser humano. Não pode ser transmitida apenas por livros, embora a publicação das teorias e contribuições psicanalíticas seja vital para o seu desenvolvimento. A psicanálise, como os esportes ou as artes performáticas, precisa, para ser passada a diante, da transmissão corpo a corpo, pessoa a pessoa. A presença física é necessária, porque parte importante dos fenômenos que são seu objeto ocorre nos corpos dos participantes como sensações, emoções, sentimentos diretamente derivados do contato, da relação entre os participantes. Muitas coisas precisam ser experimentadas para serem compreendidas; a Psicanálise é uma delas.

O grande passo dado por Freud, passo que permitiu o surgimento da Psicanálise, não consistiu em deixar de lado sua formação científica, sua disciplina férrea em observar e registrar meticulosamente o que acontecia no campo de pesquisas ou de usar critérios lógicos e baseados em evidências para fazer suas hipóteses, testá-las e descartá-las sempre que novos dados as tornassem obsoletas ou as revelassem equivocadas. Nunca deixou de ser um cientista cuidadoso e produtivo. O que se alterou foi o objeto de estudo. Freud elegeu como objeto a mente humana com toda a sua imensa complexidade e como método, o método psicanalítico. O método psicanalítico que é perfeitamente defensável pelos critérios da epistemologia contemporânea, na época, sofreu todo o tipo de restrições e rejeições. Como relata Solms, citando Freud, essa mudança de objeto obrigou o grande pesquisador a abandonar o terreno firme e prestigioso em que tinha assento garantido e o lançou em territórios desconhecidos e inseguros. Essa escolha, no entanto, se revelou extremamente produtiva e continua, até hoje, a render novas descobertas. Os laboratórios de investigação são, principalmente, os consultórios dos psicanalistas e é na relação analítica, com as pessoas presentes de corpo e alma, que se encontra o foco da pesquisa.

Este livro é uma testemunha gráfica dos passos de Freud em busca de uma melhor compreensão do que é o Homem. Os textos de Lynn Gamwell e Mark Solms são preciosos. Que eles sirvam para inspirar novos passos e novos progressos.

DA NEUROLOGIA À PSICANÁLISE

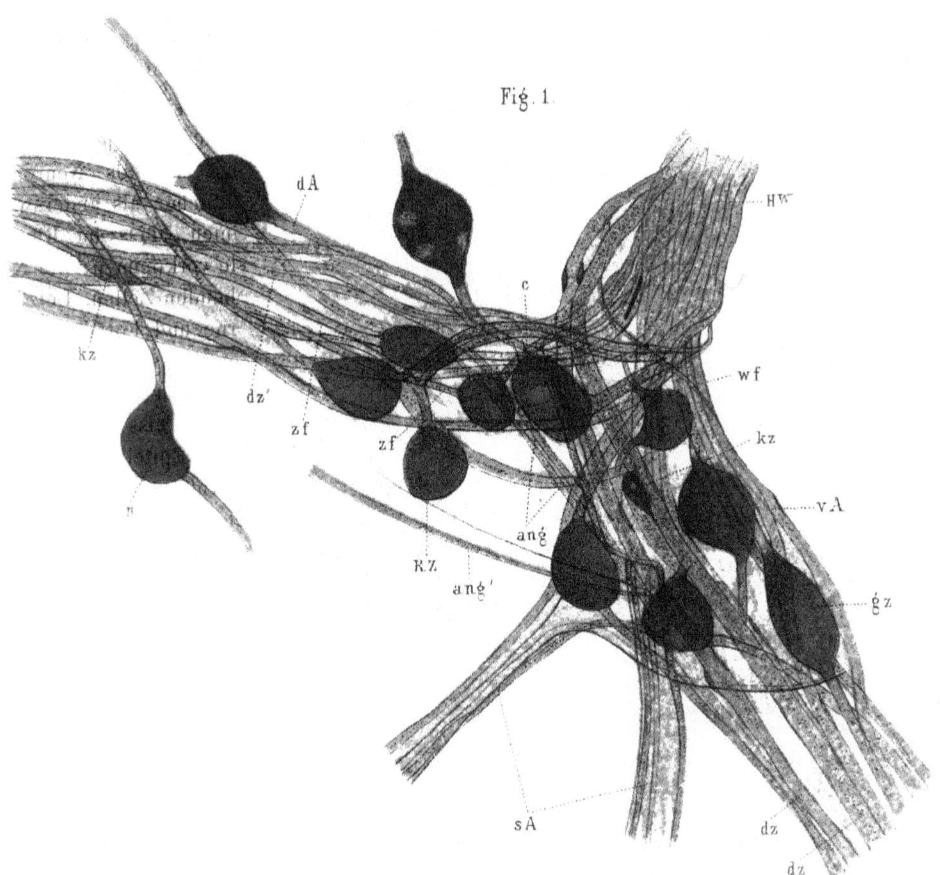

Ver ilustração 36.

O PAPEL DOS DESENHOS CIENTÍFICOS NA PESQUISA DO SÉCULO XIX E INÍCIO DO SÉCULO XX

Lynn Gamwell

Esta exposição apresenta desenhos de células, particularmente células nervosas, e diagramas do funcionamento da mente humana, feitos por Sigmund Freud ao longo de sua carreira. Ele começou em 1876 quando era um estudante, com vinte anos de idade, e desenhou sua última imagem em 1933, quatro anos antes de sua morte, aos 83 anos. Esta coleção completa dos diagramas de Freud inclui alguns ícones famosos da psicanálise, além de imagens pouco conhecidas e raramente vistas. Na qualidade de curadora, fui honrada com a colaboração do multitalentoso Mark Solms para trazer à vida estas imagens para nós. Fluente em alemão e no vocabulário médico da época, Solms começou traduzindo as legendas originais de Freud. Versado em neurologia, psicanálise e na história da psiquiatria, ele então descreveu cada imagem, a fim de nos oferecer ideias sobre o que essas figuras contavam a respeito da viagem de Freud da neurologia até a psicanálise. Em minha introdução ao rico texto de Solms, teço comentários sobre o papel que tais desenhos e diagramas tiveram na história da ciência.

Os cientistas do século XIX usavam desenhos como uma ferramenta para registrar as observações feitas por eles ao olhar através de um microscópio. Como estudante de medicina, Freud aprendeu a preparar uma fina lâmina de tecido animal, pressionando-o entre dois pedaços de vidro. Com corantes químicos, ele coloria o tecido para fazer aparecer detalhes como as fibras nervosas ou o núcleo de uma célula. Ao olhar no microscópio, Freud via a luz que era transmitida através do tecido transparente, com as silhuetas dos corpos coloridos em destaque. Dessa forma, os primeiros diagramas que fez de células e tecido nervoso são simples esboços de formas totais, achatadas, dentro das quais as relações entre as diversas partes eram delineadas.

Freud visualizava o micromundo através das chamadas lentes "acromáticas", inventadas na década de 1830; por serem compostas por camadas de vidro, cada uma com índices de refração diferentes, as lentes evitavam a distorção cromática e aumentavam o foco cristalino, inspirando grande quantidade de pesquisas sobre micro-organismos e células. Outros pesquisadores sobre lentes nos anos 1830, Louis-Jacques Daguerre e William Henry Talbot, inventaram a fotografia e usaram câmeras primitivas e microscópios de projeção para capturar imagens de ácaros, por exemplo, e amostras de tecido celular. No entanto, tais registros mecânicos primitivos, apesar de granulosos, eram considerados pouco mais que curiosidades, e os desenhos à mão seguiram como o método eleito pelos pesquisadores do século XIX. Eles usavam microscópios porque seu objetivo não era capturar a aparência exata de suas amostras, e sim deslocar a atenção de quem olhava para os detalhes por eles escolhidos e retratados dentro de um esboço geral e esquemático.

Os cientistas do século XIX também usaram diagramas para ajudá-los a formular hipóteses sobre aquilo que não conseguiam ver. Uma década após ter desenhado suas primeiras células, Freud estava diagramando processos mentais, mas, dada a fisiologia de seu tempo, não dispunha de ferramentas para observar o presumido substrato físico. Puramente especulativo, ele usava seus diagramas para guiar sua pesquisa e antecipar um efeito que era passível de ser observado. Então, como testemunhamos na exposição, à medida que foi se concentrando em funções mentais cada vez mais complexas, como os distúrbios de linguagem e memória, Freud colocou de lado as tentativas de diagramar a estrutura fisiológica subjacente, como as vias neurológicas, e se pôs a fazer imagens esquemáticas de estruturas psicológicas hipotéticas.

Naquela época, as atitudes em relação ao valor científico de um diagrama que tinha como referência algo vivo, ao contrário do diagrama de uma estrutura especulativa ou de um processo hipotético, refletiam os debates filosóficos tradicionais sobre o conceito de realidade. John Locke e David Hume, ambos filósofos iluministas, eram empíricos ingleses que sustentavam que alguém só conseguiria ter certeza a respeito daquilo que experimentasse diretamente — ver para crer. No despertar da Revolução Francesa, os reformistas sociais do início do século XIX na França e na Inglaterra foram os primeiros a expressar a visão do positivismo: de que a ciência fornece o único conhecimento válido ("positivo"). Os cientistas levaram tais atitudes para dentro de seus laboratórios, onde os pesquisadores evitavam a teoria e confiavam apenas na observação direta, quem sabe com a ajuda de um microscópio. Dessa forma, desenhos realizados através de um microscópio eram bem-vindos nos templos da ciência em Londres e Paris, porém diagramas teóricos de domínios hipotéticos e nunca vistos eram desautorizados com desdém.

Na Alemanha, a filosofia iluminista havia culminado, no apagar do século XVIII, com as críticas de Immanuel Kant aos fundamentos do conhecimento humano, nas quais ele declarava que uma pessoa somente podia conhecer com certeza os conteúdos da sua própria mente, ou "ideias". De acordo com o idealismo alemão de Kant, é fisicamente impossível para um cientista observar o mundo natural diretamente, porque uma pessoa conhece flores e cantos de pássaros apenas como construções mentais elaboradas a partir de aparências sensoriais (cores, sons). À medida que a ciência se desenvolveu naquela cultura, muitos pesquisadores adotaram essa visão e passaram a tratar as sensações de cores e formas como signos de um mundo externo impossível de ser conhecido em última instância (a assim chamada "coisa em si" de Kant). Portanto, os pesquisadores alemães já usavam confortavelmente modelos teóricos, como os diagramas de mundos/domínios não vistos, para guiar suas investigações. Contudo, conforme o debate filosófico foi gradualmente substituído pelo método científico, uma teoria, para ser confirmada, precisava predizer resultados que pudessem ser observados por todos. Assim, nos laboratórios alemães, desenhos em que se retratava o que era visto através de um microscópio se tornaram um método capaz de fornecer a observação indispensável para dar suporte e ajudar a confirmar um modelo teórico.

Os pesquisadores que trabalhavam na comunidade científica de língua alemã lideraram a investigação sobre a psique humana, inerentemente não-observável. O mais importante cientista alemão da segunda metade do século XIX, Hermann von Helmholtz, baseou no corpo a visão idealista de Kant sobre o conhecimento humano ao demonstrar, em experimentos passíveis de serem reproduzidos, como o olho e o ouvido respondiam à luz e ao som, e como os seres humanos construíam um quadro do mundo a partir de sinais abstratos (impulsos nervosos):

> A natureza da sensação depende principalmente das características peculiares do mecanismo nervoso (receptor); as características do objeto percebido são apenas uma consideração secundária. (...) A qualidade da sensação não é, assim, de forma alguma idêntica à qualidade do objeto pelo qual é despertada. Fisicamente, ela é meramente um efeito da qualidade externa

sobre um aparelho nervoso particular. A qualidade da sensação é, por assim dizer, meramente um símbolo para nossa imaginação".[1]

Treinado na escola de fisiologia e neurologia de Helmholtz, da qual seu professor, Ernst Brücke, era membro proeminente, Freud comparava o conhecimento do mundo interno (psicológico) com o conhecimento do mundo externo (físico), conforme descrito por Helmholtz:

> O inconsciente é a realidade psíquica verdadeira; em sua natureza mais íntima ela é tão desconhecida para nós quanto o é a realidade do mundo externo, e é tão incompletamente apresentada pelos dados da consciência quanto é o mundo externo pelas comunicações de nossos órgãos dos sentidos (*A Interpretação dos Sonhos,* 1900).[2]

Helmholtz incentivava todos os cientistas a encontrar equilíbrio entre especulação teórica e dados de observação, segundo ele dizia, entre "um conhecimento penetrante de teoria" e uma "ampla experiência prática em experimentos". Ele criticava os cientistas franceses por colocarem um foco tão estreito na coleta de fatos, porém sentia que certos cientistas alemães, como o seu contemporâneo, o biólogo evolucionista Ernst Haeckel, erravam na direção oposta ao não lastrear suficientemente suas hipóteses em dados de laboratório: "Refugiar-se dentro de um mundo ideal é um recurso falso de sucesso temporário... Quando o conhecimento somente reflete a si próprio, ele se torna sem substância e vazio, ou se resume a ilusões e frases."[3] Freud partilhava da visão de Helmholtz de que uma teoria não sustentada na observação de experimentos de laboratório controlados não era ciência, e sim "frases" — em outras palavras, uma teoria filosófica passível de ser confirmada ou refutada não por experimento, mas por argumentação infindável, anunciando o retorno a uma era pré-científica. Freud batalhou durante toda sua carreira para fazer da psicanálise uma ciência tão rigorosa quanto permitissem os dados psíquicos evasivos observados por ele em seu laboratório — isto é, seu consultório.

Enquanto isso, a observação direta prosseguia como regra na França, onde, em 1865, o químico Louis Pasteur havia revolucionado a medicina, ao anunciar

[1] Hermann von Helmholtz, "The Theory of the Sensation of Vision," Handbook of Physiological Optics, (1856-67; reprint, New York: Dover, 1962), v. 2, p. 4.

[2] The Standard Edition of the Complete Psychological Works of Sigmund Freud, trans. James Strachey (London: Hogarth Press, 1953-74), v. 5, p. 613.

[3] Hermann von Helmholtz made the remark in "Gustav Magnus. In Memoriam," Popular Lectures on Scientific Subjects, trans. E. Atkinson (London: Longmans, Green, 1881), v. 2, pp. 1-25.

a teoria dos germes na doença infecciosa, com base em suas observações de micróbios. Na Inglaterra, Charles Darwin juntara uma montanha de observações detalhadas em apoio a sua teoria da evolução por seleção natural, porém enraiveceu seus críticos ao ilustrar o processo de seleção natural por meio de um diagrama teórico — uma árvore da vida — na capa de sua obra *Origem das Espécies* (1859). Condenada sem misericórdia nos templos da ciência britânica porque o processo de seleção natural não era observável, a teoria de Darwin também foi rechaçada nos laboratórios parisienses, onde Pasteur observou:

> Há muitos problemas importantes que despertam o interesse hoje: a unidade ou a multiplicidade das raças humanas; a criação do homem há muitos milhares de anos ou séculos atrás; a imutabilidade das espécies ou a transformação lenta e progressiva de uma espécie em outra; a matéria que se reputa eterna e não criada; a ideia de um Deus que se torna inútil etc.; estas são algumas das questões eruditas com que os homens se debatem hoje... Eu não discuto esses tópicos sérios... Ouso falar somente sobre um assunto que seja acessível à observação direta".[4]

Quando foi a Paris, em 1885-86, para estudar com Jean-Martin Charcot, o mais importante neurologista da época, Freud entrou no Hospital Salpêtrière num momento raro da psiquiatria francesa, em que causas não visíveis, psicológicas, de desarranjo mental estavam sendo estudadas. Após uma carreira distinta, na qual considerou apenas as causas físicas de doenças mentais, Charcot havia apresentado em 1882 seu primeiro trabalho em que declarava haver na histeria causas puramente psicológicas que poderiam ser investigadas com o uso de hipnose. Depois de sua morte, em 1893, os neurologistas parisienses estavam determinados a retornar ao estudo que se restringia aos comportamentos observáveis e às características físicas da mente. O laboratório de psicologia experimental da Salpêtriére, que Charcot confiara a seu aluno Pierre Janet, foi fechado, e os psiquiatras franceses voltaram a estudar exclusivamente os distúrbios físicos (químicos e neurológicos), até bem depois do início do século XX.

Em terras alemãs, os cientistas eram simpatizantes de uma abordagem teórica, porém foram atraídos pelo espírito vibrante da ideia nuclear de Darwin: a natureza é uma teia de forças dinâmicas, sem finalidade ou sentido predeterminados. Nos anos 1860, a seleção natural de Darwin tornou-se aceita

[4] Louis Pasteur, "Chimie appliquée à la physiologie: des générations spontanées," Revue des Cours Scientifiques 1, n. 21 (April 23, 1864), p. 257.

pelos cientistas de língua alemã como uma narrativa-mestra que explicava as ciências naturais. Alguns, como o embriologista russo Alexander O. Kovalevsky, deram significativa contribuição à biologia evolutiva. No final daquele século, Freud estava criando um modelo evolutivo da mente, diagramando árvores de ramificações neuronais, com o intuito de descrever o homem como um animal impulsionado por paixões para se reproduzir e agressões para sobreviver.

Outro cientista britânico, Isaac Newton, foi o autor do maior pronunciamento teórico da jovem ciência moderna, a lei da gravidade universal, que descrevia a força (não-observada) que mantém o universo unido. Do mesmo modo que Darwin e o diagrama pictórico da árvore da vida, Newton resumiu sua lei em outra linguagem abstrata, a matemática. O cientista enfatizou a natureza teórica de sua realização ao intitular seu tratado de 1687 de *Philosophiae Naturalis Principia Mathematica* (*Princípios Matemáticos de Filosofia Natural*) e declarar em seu início: "Meu plano é fornecer apenas uma noção matemática das forças, sem considerar suas causas físicas". Em outras palavras, elaborou uma descrição matemática de uma força invisível cuja natureza física não era conhecida por ele. Num ambiente intelectual dominado pelo empirismo britânico, Newton intimamente se desesperava por achar ridícula toda a ideia da gravidade — uma força não-observável que age à distância.[5] Todavia, após um século de predições acuradas, mesmo os empíricos se acostumaram à ideia de que as maçãs caem, não sobem, por causa da gravidade. E então, ao nascer do século XIX, em meio a uma enxurrada de experimentos sobre eletricidade e magnetismo, além de estudos sobre as propriedades elétricas das fibras nervosas, certos cientistas alemães que admiravam a lei de Newton e a consideravam o pináculo da física teórica, estabeleceram como objetivo tornarem-se os Newton da mente. O britânico fora o responsável pela descoberta da força que comanda o cosmos e eles queriam descobrir a força que comanda a mente. Essa honra coube ao físico alemão Gustav Theodor Fechner, que, durante uma recuperação dramática de depressão e cegueira, descobriu que sua mente era comandada pelo intenso prazer por ele sentido quando reentrou no mundo da vida e da luz. Ele generalizou essa descoberta para todos os seres humanos e tentou construir a

[5] Como Newton lamentou, em carta ao estudioso clássico Richard Bentley: "Que um corpo possa atuar sobre outro a uma distância, através de um vácuo, sem a mediação de nada mais, de forma que a ação e a força de ambos possam ser transmitidas de um para o outro, é para mim um absurdo tão grande que eu acredito que nenhum homem que tenha, em assuntos filosóficos, uma capacidade de pensamento competente poderia ter simpatia por isso".

ponte entre teoria e observação provando uma "lei psicofísica" que relacionasse uma causa física observável (objetiva) a um efeito psicológico experimentado (subjetivo) (*Psicofísica,* 1860). No início do século XX, Freud reconheceu o princípio do prazer de Fechner como uma força fundamental da mente: "Um investigador de tal penetração, como é G.T. Fechner, sustentou uma visão sobre o assunto do prazer e desprazer que coincide em todos os pontos essenciais com aquele que nos foi imposto pelo trabalho psicanalítico" (*Além do Princípio do Prazer,* 1920).[6]

Em sua procura pela fugaz psique humana, Freud moveu-se de um lado para o outro entre cenários baseados em observação e em teoria. Ao longo desse caminho, ele vislumbrou suas ideias sobre a psique por meio de um processo intelectual que lembra o trabalho dos sonhos, durante o qual a mente adormecida principia por conceitos abstratos e termina numa imagem:

> Nesse caminho, que vai em direção contrária àquela tomada pelo curso do desenvolvimento das complicações mentais, os pensamentos sonhados ganham um caráter pictórico e acabam alcançando uma situação plástica que consiste no núcleo da 'cena de sonho' manifesta".[7]

Indícios da jornada percorrida por Freud da neurologia até a psicanálise podem ser encontrados nos diagramas que Mark Solms descreve com um fascinante nível de detalhe.

[6] *Standard Edition*, v. 18, p. 8.
[7] *Jokes and Their Relation to the Unconscious* (1905), *Standart Edition*, v. 8, p. 162.

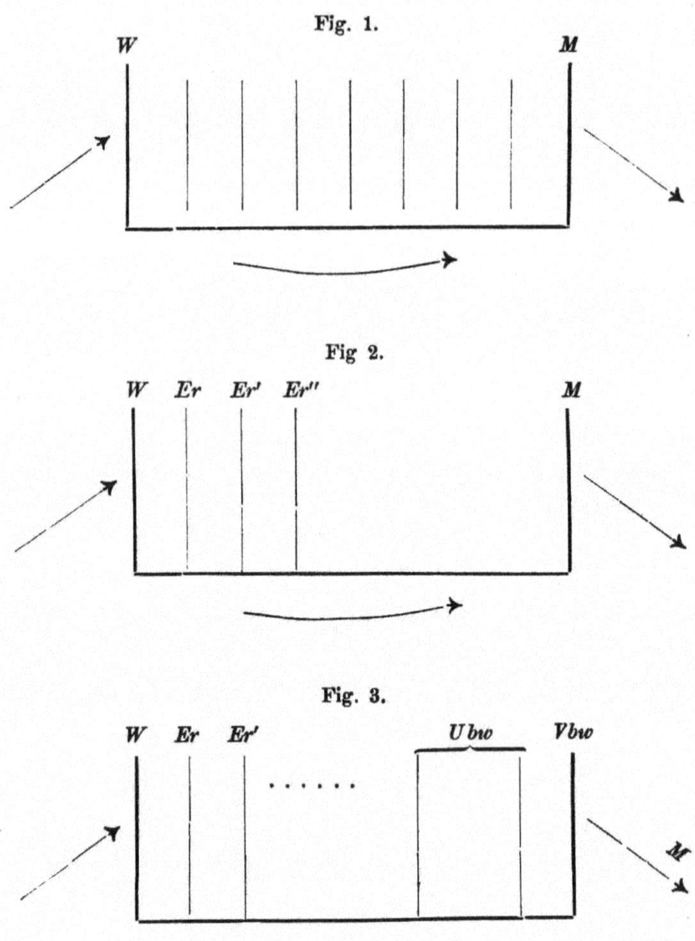

Ver ilustração 40.

OS DESENHOS DE SIGMUND FREUD

Mark Solms

A coleção completa dos desenhos científicos de Freud, reunidos por Lynn Gamwell para comemorar o 150º aniversário do nascimento do fundador da psicanálise, nos dá uma oportunidade sem precedentes de refletir sobre a natureza da contribuição dele para a ciência — e mesmo sobre a natureza da própria ciência.

Há uma evidente progressão nos desenhos. O primeiro grupo, que data de 1876, retrata em detalhes meticulosos a morfologia de estruturas anatômicas específicas, tais como as gônadas da enguia, os neurônios da espinha da lampreia e as vias fibrosas do cérebro humano. Os últimos desenhos, de 1933, em contraste, são retratações diagramáticas de abstrações como o "eu", o "supereu" e o "id" — entidades conceituais que não têm existência tangível no mundo físico.

Essa progressão coincidiu com a mudança bem conhecida na carreira científica de Freud, quando ele se afastou de suas pesquisas iniciais em histologia e anatomia, através da neuropatologia e da neurologia clínica, até seu trabalho mais tardio em neuropsicologia e na psicanálise. A anatomia, é claro, preocupa-se com o que é concreto e físico; a psicanálise, com o que é fugaz e fugidio, que chamamos de "mente".

Portanto, não nos surpreende saber que a mudança de Freud, da neurociência para a psicanálise, coincidiu com uma alteração no seu *status* como cientista. Ele próprio chamou atenção para essa alteração, mais ou menos no instante em que se deu essa mudança, ao escrever em seus *Estudos sobre a Histeria* que:

> Surpreende-me a mim mesmo como estranho que falte às histórias de casos que (aqui) escrevo... o selo sério da ciência. Devo consolar-me com a reflexão

> de que a natureza do assunto evidentemente é responsável por isto, mais que qualquer preferência que eu possa ter.[1]

Freud claramente não considerou bem-vinda a alteração. Mais tarde, olhando retrospectivamente para seus trinta anos de carreira, em seu *Estudo Autobiográfico*, o desejo de ter de volta a confortável respeitabilidade conquistada no início da carreira ainda fica evidente: "À distância, no laboratório de fisiologia de Brücke, eu encontrava descanso e plena satisfação — e homens, também, que eu podia respeitar e tomar como modelos: o próprio grande Brücke e seus assistentes".[2]

O que foi, então, que o levou a essa transição? Muito certamente não foi o abandono da ciência. Freud nunca se cansou de lembrar a seus leitores que, no que lhe dizia respeito, a psicanálise era uma ciência natural tal como outra qualquer — ao menos no que tange aos objetivos e métodos utilizados. Nisso, apesar das aparências em contrário, ele seguiu os ideais científicos do "grande Brücke", que havia feito um juramento solene no sentido de que:

> Nenhuma força, a não ser as forças comuns físicas e químicas, age dentro do organismo. Nos casos em que, no momento, não se consegue explicar por meio delas, é preciso encontrar o caminho ou a forma específicos de sua ação pelo método físico-matemático, ou pressupor novas forças, iguais em dignidade às forças químico-físicas inerentes à matéria, que sejam redutíveis às forças de atração e repulsão.[3]

Freud manteve-se sempre fiel a esses ideais. O que mudou, como ele declarou cabalmente na primeira citação acima, foi "a natureza do objeto". Uma vez que as forças químico-físicas inerentes à matéria obviamente não podem ser usadas para explicar os aspectos mentais do organismo, Freud teve que "pressupor novas forças iguais em dignidade àquelas químico-físicas", ao voltar sua atenção para a mente. É a isso que se reduz sua transição da anatomia para a psicanálise. Por essa razão, como veremos, encontramos mais elos do que divisões entre as duas fases de seu trabalho científico.

O que as unia era o objetivo reducionista do "juramento solene" de Brücke, ou seja, a meta de ultrapassar a aparência dos fenômenos para descobrir a

[1] Sigmund Freud, "Case 5: Fräulein Elisabeth von R." (1895) in *Studies in Hysteria* (1893-95), *The Standard Edition of the Complete Psychological Works of Sigmund Freud*, trans. James Strachey (London: Hogarth Press, 1953-74), v. 2. p. 160.

[2] Sigmund Freud, "An autobiographical study" (1925), *Standard Edition*, v. 25, p. 9.

[3] E. Du Bois-Reymond (1842) Zwei grosse Naturforscher des 19. Jahrhunderts: Ein Briefwechsel zwischen Emil Du Bois-Reymond und Karl Ludwig (Leipzig: Barth, 1927).

natureza essencial deles. Compreender a essência das coisas requer que se encontre uma forma de olhar mais profundamente dentro delas; discernir o que não é aparente a olho nu. Existem muitas coisas na natureza que não podem ser vistas. É tarefa fundamental da ciência descobri-las, o que traz ordem ao mundo observável, pois é isso que o explica. Todo o trabalho de Freud consistiu numa tentativa de atingir esse objetivo — com relação a uma parte em especial do mundo, a saber, o cérebro humano (ou sistema nervoso). Isso se reflete claramente em seus desenhos.

Seus primeiros estudos histológicos da enguia, lampreia e lagostim (Ilustrações 1-21) são tentativas diretas de discernir detalhes morfológicos que são pequenos demais para serem vistos pelo olho. Para o propósito desses estudos, Freud usou um instrumento simples: o microscópio projetado por Hartnack, com o qual foi possível fazer com que células individuais parecessem 520 vezes maiores do que são realmente.

Na fase seguinte da pesquisa, composta por estudos anatômicos do tronco cerebral humano (Ilustrações 22-29), ele novamente fez uso do microscópio, porém a complexidade crescente da tarefa demandou maior ajuda observacional. Freud quis traçar os caminhos seguidos por feixes nervosos especiais e identificar os núcleos nos quais eles terminam, em meio a um amontoado impossivelmente denso de feixes e núcleos chamados de *medulla oblongata*. Para tanto, adotou um novo método no qual foi pioneiro um colega seu chamado Paul Flechsig, por meio do qual traçou os feixes de cérebros de fetos relativamente não desenvolvidos, em que a tarefa era, portanto, mais simples. Depois, fez o mesmo, muito mais confortavelmente, em espécimes maduros.

Traçar a miríade de feixes que se interconectam na matéria cinzenta do cérebro serve para um único propósito: inferir o que as diferentes partes do cérebro *fazem*. Isso é chamado de neuroanatomia *funcional*. A elucidação da função do cérebro é a tarefa mais avançada da ciência neurológica, e foi, da mesma forma, o ponto mais alto do trabalho anatômico de Freud.

Nesse sentido, tem importância crítica o fato real de que as funções não podem ser vistas; elas têm que ser deduzidas — o que não as torna menos *reais* que as estruturas. Falta-lhes a possibilidade de serem diretamente observáveis, porque são *dinâmicas*; existem somente no decorrer do tempo, pois envolvem processos. E, assim, não podem ser desenhadas com facilidade.

Para tornar a questão ainda pior, Freud não estava interessado em funções fisiológicas *simples*. Seu interesse rapidamente se voltou para aquela que é uma das mais complexas do cérebro humano: a da linguagem — uma função "psicológica". Desta forma, os estudos de Freud nessa área (Ilustrações 30-31) estão descritos como estudos neuropsicológicos. No entanto, a interação entre os neurônios que são ativados na linguagem não é mais ou menos visível (ou real) do que aquela entre os usados para qualquer outra função; é simplesmente uma questão de graus de complexidade.

A transição de figuras representacionais para diagramas abstratos que tais fatos demandaram pode ser seguida, passo a passo, nos desenhos de Freud. Eles deixam absolutamente evidente que a mudança da neurologia para a psicologia não foi ontológica; Freud sempre se preocupou com o mesmo assunto básico — a saber, como o cérebro funciona. De fato, a mudança de ênfase de estrutura para função ocorreu muito antes de ele desenvolver a psicanálise, enquanto ainda era um neurocientista em sua totalidade.

A transição ulterior da *neuro*psicologia para a *meta*psicologia se deu através de uma etapa intermediária, representada pelos desenhos das Ilustrações 32-39. Há uma série de diagramas esboçados que Freud preparou para seu amigo Wilhelm Fliess, incluindo os do famoso manuscrito conhecido como *Projeto para uma Psicologia Científica*. Aqui, assim como fez em seu trabalho sobre a neuropsicologia da linguagem, ele tentou inferir os arranjos neurais que produzem outras funções mentais complexas. Contudo, ainda não desvendara totalmente o conhecimento anatômico e fisiológico dessas funções. Isso se deu porque os fenômenos clínicos, a partir dos quais Freud inferiu a repressão, por exemplo — diferentemente dos distúrbios de linguagem que havia estudado antes —, não eram causados por lesões estruturais do cérebro. Portanto, a única forma pela qual ele poderia inferir tais mecanismos era a observação clínica. Não havia anatomia patológica e, em decorrência, nenhuma base empírica que permitisse descobrir os veículos neurais dessas funções. Isso levou Freud a abandonar com relutância o terreno neurocientífico convencional.

Foi assim que se deu sua entrada na psicanálise propriamente dita. Porém, uma comparação entre o último desenho neuropsicológico de Freud (Ilustração 39) e seu primeiro desenho metapsicológico (Ilustração 40) revela inequivocamente que, com efeito, muito pouco havia mudado. Os desenhos eram quase idênticos; os sistemas de "neurônios" foram meramente renomeados como sistemas "mentais". Os desenhos ainda retratavam o mesmo fenômeno, ou seja, a sucessão de mudanças que têm lugar durante o processamento dos estímulos, à medida que eles caminham do terminal perceptual para o terminal motor do aparelho.

Freud inferiu esses processos pelo método psicanalítico, o qual, para ele, não era fundamentalmente diferente do microscópio, no que se refere aos seus objetivos científicos. O raciocínio por trás de ambos os métodos era estender, ao máximo, as capacidades de observação de nossos sentidos (respectivamente para a percepção externa e interna), com vistas a fornecer a base mais profunda possível para fazer inferências sobre funções subjacentes — que não podem, jamais, ser diretamente observadas.

Freud estava perfeitamente consciente de que, assim procedendo, nunca teria certeza absoluta de que suas conclusões estavam corretas. Isso também se aplica a toda a ciência. Não há dúvida de que, quanto mais complexos os fenômenos que se estudam, menos seguras são as inferências quanto aos mecanismos a eles subjacentes. Mas essa não é razão suficiente para limitar a ciência ao estudo de fenômenos simples. A ciência deve estudar a natureza como ela é e permanecer apropriadamente modesta acerca de seus poderes – sobretudo nos tempos atuais, em que parece que acreditamos poder controlar tudo, saber tudo e ter tudo; em que os cientistas sociais nos dizem que alcançamos "o fim da história"[4] e os cientistas naturais nos dizem que em breve "conheceremos a mente de Deus".[5] É muito adequado celebrarmos a vida de um cientista que, embora não fosse menos curioso sobre a natureza última dos fenômenos, ainda estava disposto a admitir que "a realidade em si sempre será não cognoscível".[6]

Entre as superfícies transitórias dos sentidos, de um lado, e as falsas certezas da religião, do outro, situa-se o caminho incerto do cientista que busca a verdade. Esses desenhos únicos são indicadores de direção colocados ao longo do caminho percorrido por esse tipo de pessoa.

[4] Francis Fukuyama, *The End of History and the Last Man* (New York: Free Press, 1992).
[5] Stephen W. Hawking, *A Brief History of Time* (London: Bantam Books, 1988).
[6] Sigmund Freud, *The Interpretation of Dreams* (1900), *Standard Edition*, v. 5, p. 613.

ILUSTRAÇÕES* E COMENTÁRIOS

Mark Solms

* A tradução para o inglês das legendas dos desenhos de Freud é de autoria de Mark Solms.

die Würmer u. Krebse mein College Grobben (Kosanes pert ihn) fig. 8. die Ascidien sammelt mein zweiter College, um ihnen die Flöhe abzusuchen; Copepoden kleine Krebse die parasitisch in ihnen leben. fig. 9. Mollusken haben bis jetzt keinen Abnehmer gefunden, nur die wunderbar schönen Tintenfische die immer andere Farben kriegen wenn man sie ärgert, sind noch ohne ~~Liebhaber~~ Liebhaber. fig. 10. Zum letzten Teil hab ich mir einsam der Echinodermen angenommen. fig. 11

adnat. ad. F!

Was da gefischt wird sind aber meist kleine Dinge. Jeden Morgen kommt nun aber vom Fischmarkt eine Sendung von Fischen für mich, kochen für die anderen, die sich den ganzen Tag über beschäftigen. So bekomme ich ~~Fische~~ Haie, Rochen, Aale u andere Bestien täglich, die ich allgemein anatomisch u dann mit Bezug auf einen besonderen Punkt untersuche. Dieser Punkt ist folgender. Du kennst den Aal fig 12. Lange Zeit hindurch war von dieser Bestie nur das Weibchen bekannt, schon Aristoteles wusste nicht, woher diese die Männchen nehmen, weshalb die Aale aus dem Schlamm entstehen. Durchs ganze Mittelalter u die neuere Zeit hindurch wurde eine förmliche Hetzjagd auf die Aalmännchen angestellt. In

1a.

1. Desenhos zoológicos em uma carta de Freud, escrita de Trieste para Eduard Silberstein, em 05 de abril de 1876, Fig. 7-12. Coleção Sigmund Freud, Biblioteca do Congresso (Washington).

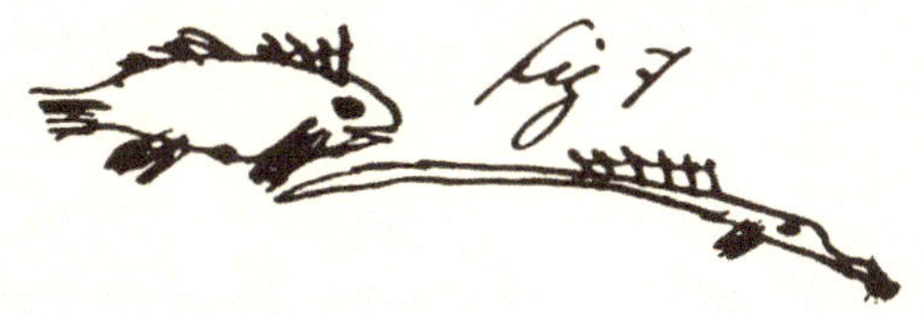

1b.

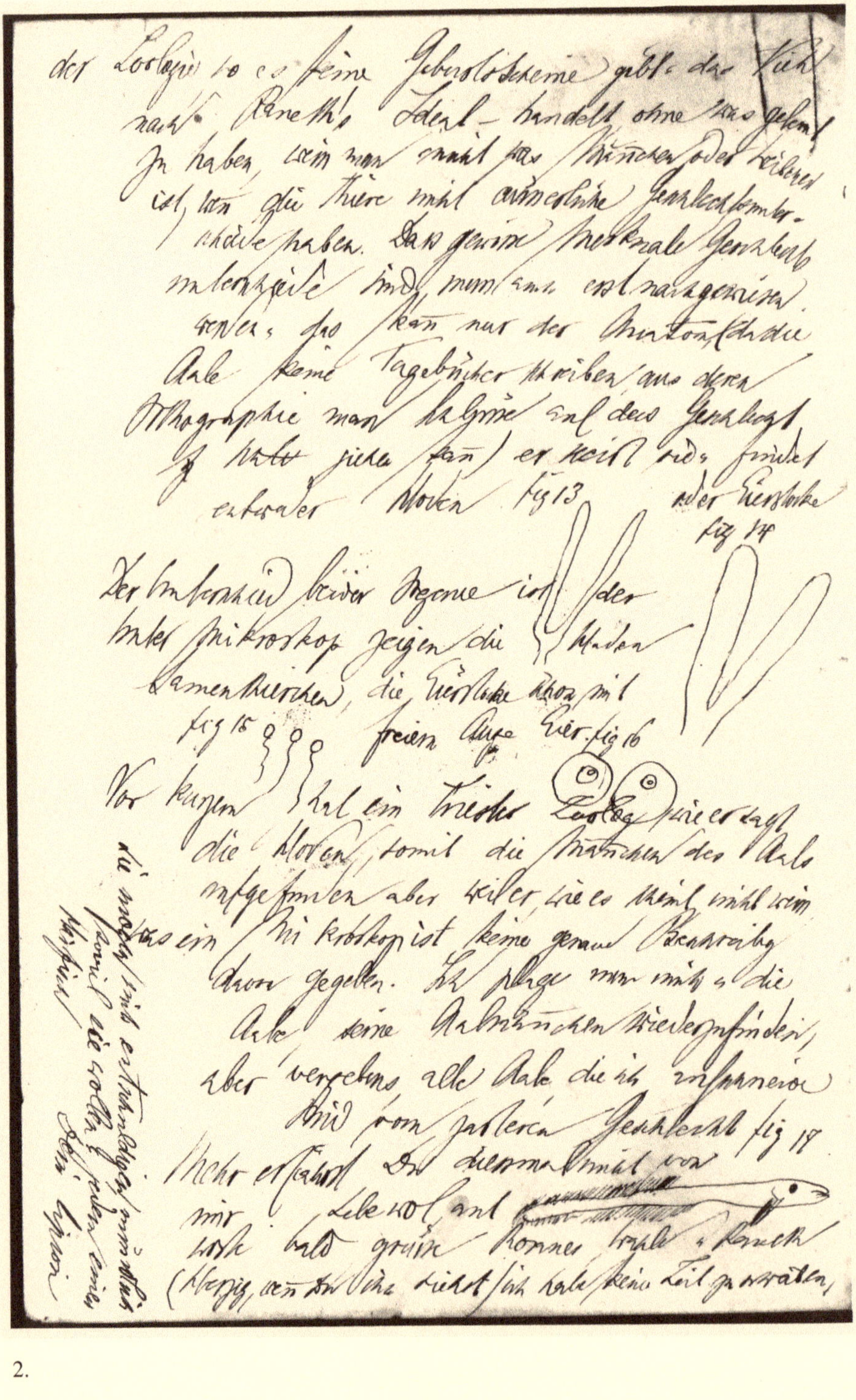

der Zoologie wo es keine Geburtsscheine gibt, das Licht
nach Brehm's Ideal – handelt ohne was gelesen
zu haben, wenn man erst das Männchen oder Weibchen
ist, wenn die Thiere nicht äußerliche Geschlechtsunter-
schiede haben. Daß gewisse Merkmale Geschlechts
unterschiede sind, muß man erst nachgewiesen
werden, so kann nur der Anatom, (da die
Aale keine Tagebücher schreiben, aus deren
Orthographie man Schlüsse auf deren Geschlecht
zu [illegible] ziehen kann) er weist, dies findet
entweder Hoden fig 13 oder Eierstöcke
fig 14
Der Unterschied beider Organe ist der
unter Mikroskop zeigen die Hoden
Samenthierchen, die Eierstöcke schon mit
fig 15 freiem Auge Eier. fig 16
Vor kurzem hat ein triester Zoolog wie er sagt
die Hoden, somit die Männchen der Aale
aufgefunden aber weil er, wie es scheint, nicht weiß
was ein Mikroskop ist keine genaue Beschreibung
davon gegeben. Ich plage mich nun mich und die
Aale, seine Aalmännchen wiederzufinden,
aber vergebens, alle Aale die ich aufschneide
sind vom zarteren Geschlecht fig 17
Mehr erfährst Du diesesmal nicht von
mir. Lebe wohl, und
werde bald gesund [illegible]
([illegible], wenn Du [illegible] sieht sich habe keine Zeit zu verraten,
Die Mädchen sind entschuldigt [illegible] damit sie sollten sie jetzt [illegible] [illegible]

2.

2. Desenhos zoológicos de uma carta de Freud, escrita em Trieste, para Eduard Silberstein, 5 de abril de 1876, Fig. 13-17. Coleção Sigmund Freud, Biblioteca do Congresso (Washington).

TRECHO EXTRAÍDO DA CARTA DE FREUD:

> Eu obtenho tubarões, arraias, enguias e outras criaturas diariamente (Fig. 7-11), que investigo primeiro do ponto de vista anatômico em geral e depois em relação a um problema especial. Esse problema é o seguinte. Você conhece a enguia (Fig. 12). Dessa criatura, desde tempos imemoriais, apenas a fêmea foi reconhecida; nem mesmo Aristóteles sabia onde o macho da espécie se localizava e, portanto, como a enguia foi capaz de surgir do caldo primevo. Através de toda a Idade Média e atravessando os tempos modernos, tem-se feito uma caçada atrás da enguia macho. Em Zoologia, onde não há certidão de nascimento e os animais se comportam de acordo com o ideal de Paneth — sem treinamento — não se sabe qual é o macho e qual é a fêmea quando o animal não possui diferenças sexuais externas. Que certas características distintivas são de fato diferenças sexuais, tem que ser demonstrado primeiro, e isso é tarefa do anatomista (uma vez que as enguias não mantêm diários, de cuja ortografia se possa deduzir o gênero); ele, portanto, as disseca e descobre testículos (Fig. 13) ou ovários (Fig. 14). A diferença entre os dois órgãos é esta: sob o microscópio, os testículos contêm espermatozóides (Fig. 15) e os ovários — mesmo a olho nu — contêm óvulos (Fig. 16). Não muito tempo atrás, um zoólogo de Trieste descobriu, disse ele, os testículos e, através disso, a enguia macho; porém, como ele parece não conhecer o que é um microscópio, não forneceu uma descrição detalhada. Agora, eu estou labutando para redescobrir essa enguia, a enguia macho; mas em vão, todas as enguias que eu abro são do sexo frágil (Fig. 17). Nesta oportunidade você não conseguirá saber mais nada de mim.

Comentário

A fase inicial da atividade científica de Freud foi dedicada à histologia. Sua primeira peça de pesquisa foi um estudo sobre a anatomia sexual da enguia. A busca de Freud pelo testículo da enguia foi conduzida na estação biológica da Universidade de Viena, em Trieste. Neste trecho, extraído de uma carta a uma criança amiga, ele caricaturava seus esforços científicos.

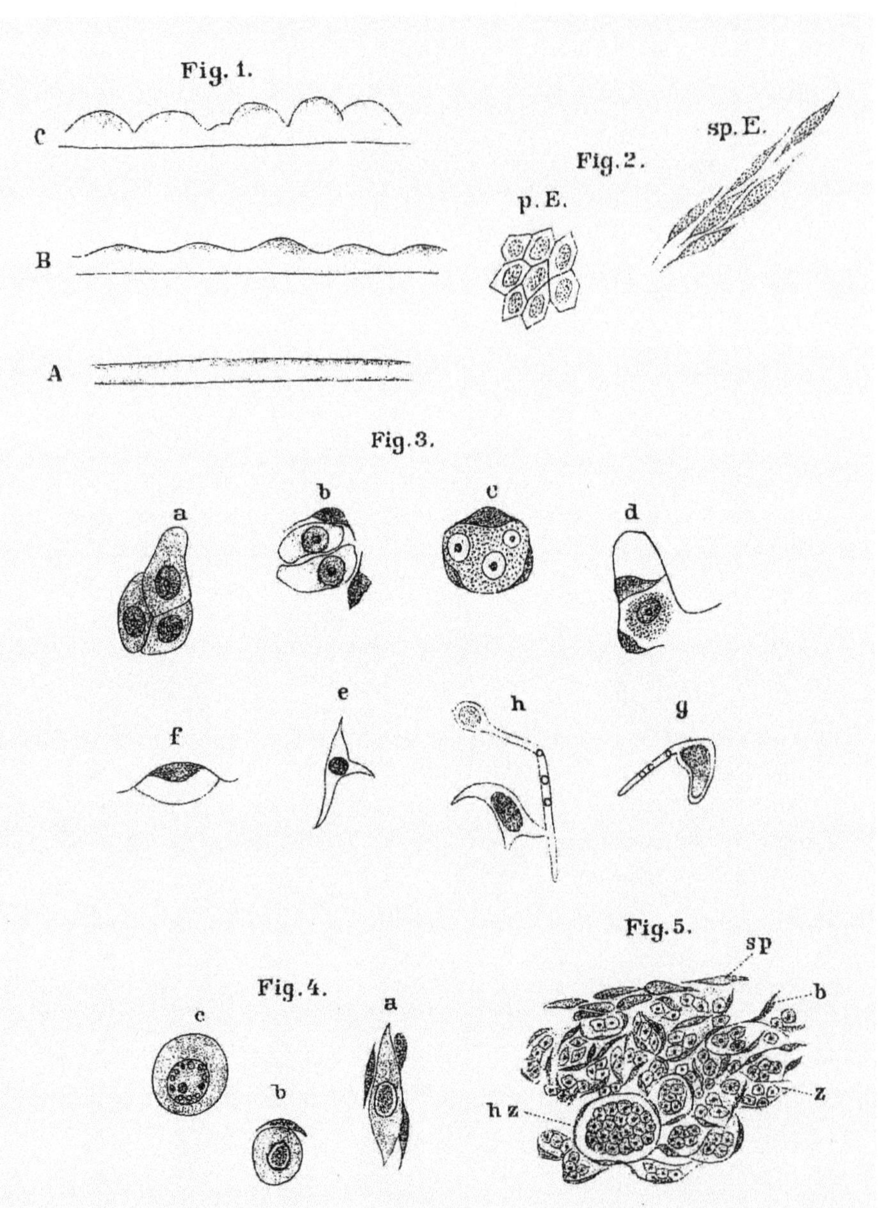

3.

3. “Über das Syrskische Organ” (Sobre a Origem do Órgão de Syrski), *Sitzungsberichte der Mathematisch-Naturwissenschaftlichen Classe der Kaiserlichen Akademie der Wissenschaften*, LXXV. Band. I. Abtheilung (1877).

Fig. 1. Formas principais do órgão lobular. Desenho esquemático.
A = órgão sem lóbulos.
B = órgão com finos lóbulos hialinos.
C = órgãos lobulares maduros.

Fig. 2. Epitélios isolados do órgão lobular fixado em fluído de Muller.
p.E. = epitélios poligonais.
Sp.E = epitélio de célula fusiforme.

Fig. 3. Conteúdo celular e elementos de tecido conjuntivo do órgão lobular isolado, fixado em fluído de Muller.
Aumentado segundo Hartn[ack] 4/8.
a = três conteúdos celulares.
b = duas células envolvidas por elementos de tecido conjuntivo.
c = núcleos em protoplasma finamente granulado englobado por peças de tecido conjuntivo.
d = dois elementos de tecido conjuntivo ligados por processos em forma de parênteses contornando uma célula.
e = célula de tecido conjuntivo dentro de uma grande área de protoplasma.
f = célula de tecido conjuntivo com parêntese em forma de anel.
g = elemento de tecido conjuntivo com processo em forma de parênteses.
h = forma incomum de elementos de tecido conjuntivo com um parêntese angular.

Fig. 4. Células incomuns de um lóbulo pequeno. *a* e *b* fixados em fluído de Muller, *c* fixado em ácido superosmótico; as células são circundadas por corpos fusiformes.

Fig. 5. Vista de uma pequena peça da margem do órgão lobular entre dois lóbulos.
sp = célula fusiforme.
b = elemento de tecido conjuntivo.
z = células do órgão lobular.
hz = células do órgão lobular arranjadas em pequenos aglomerados.

Comentário

Os testículos da enguia haviam sido um problema anatômico intrigante durante séculos, pois ninguém conseguia encontrá-los — e isso tornava difícil imaginar como a espécie se reproduzia. Neste estudo, Freud dissecou, em 400 espécimes, um órgão lobular que um colega havia identificado como provável candidato. Ao final, para seu desapontamento, Freud não conseguiu decidir definitivamente se aquele órgão era o indefinível testículo ou não. Nós hoje sabemos por quê: a forma primitiva do animal que ele dissecou era *intersexual* (tinha características tanto masculinas quanto femininas). Não é notável o fato de que o futuro descobridor do complexo de castração iniciou sua carreira científica procurando, sem sucesso, os testículos perdidos da enguia?

O órgão lobular é visto na Fig 1. As Fig. 2-5 retratam a estrutura celular de sua camada externa e seus conteúdos internos.

"Über den Ursprung der hinteren Nervenwurzeln im Rückenmark der Petromyzon von Ammocoetes (Petromyzon Planeri)" (Sobre a Origem das Raízes do Nervo Posterior no Cordão Espinhal do Ammocoetes (Petromyzon Planeri), Sitzungsberichte der Mathematisch-Natur-wissenschaftlichen Classe der Kaiserlichen Akademie der Wissenschaften, LXXV. Band. I. Abtheilung (1877).

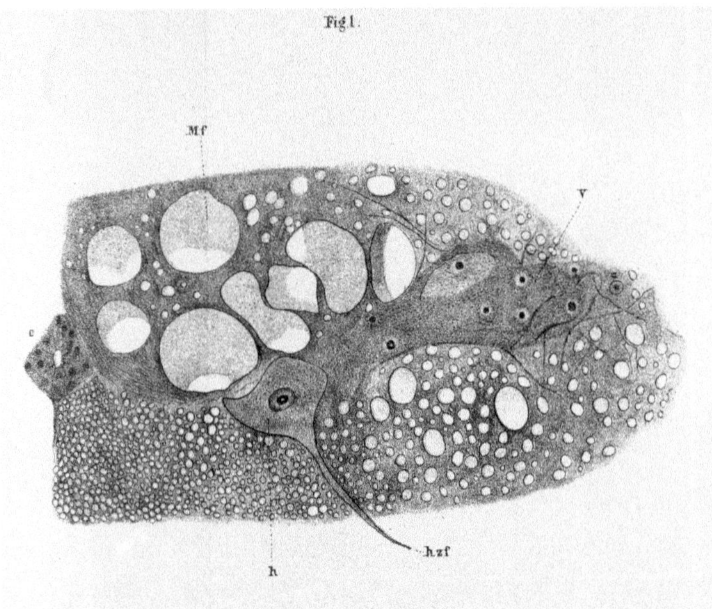

4.

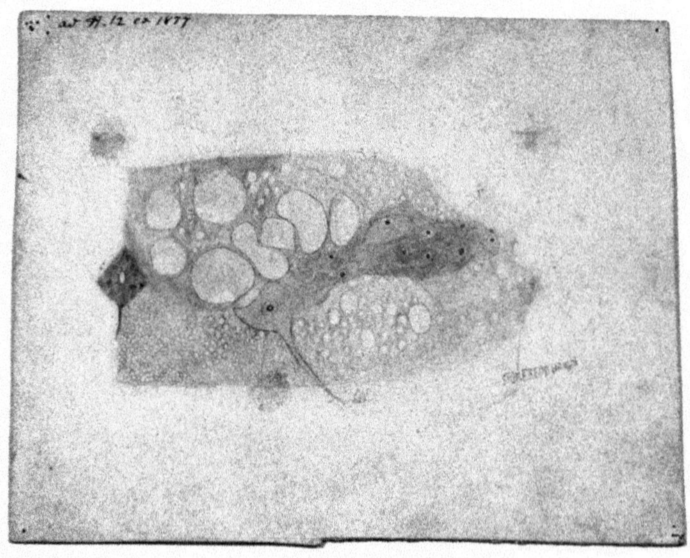

Desenho original de Freud (embaixo) para a ilustração publicada (ao alto). Tinta sobre papel. Museu Freud, Londres.

4. "Über den Ursprung der hinteren Nervenwurzeln im Rücken-mark der Petromyzon von Ammocoetes (Petromyzon Planeri)" (Sobre a Origem das Raízes do Nervo Posterior no Cordão Espinhal do Ammocoetes (Petromyzon Planeri)), *Sitzungsberichte der Mathematisch-Naturwissenschaftlichen Classe der Kaiserlichen Akademie der Wissen-schaften*, LXXV. Band. I. Abtheilung (1877). Academia de Medicina de Nova York.

Fig. 1. Metade da secção transversal do cordão espinal do Ammocoetes, fixado em fluído de Muller. Falta um segmento do canto anterior externo (ao alto, à direita).

c = canal central.
h = célula posterior.
hzf = processo celular posterior.
M.f = fibra de Muller.
v = corno anterior.

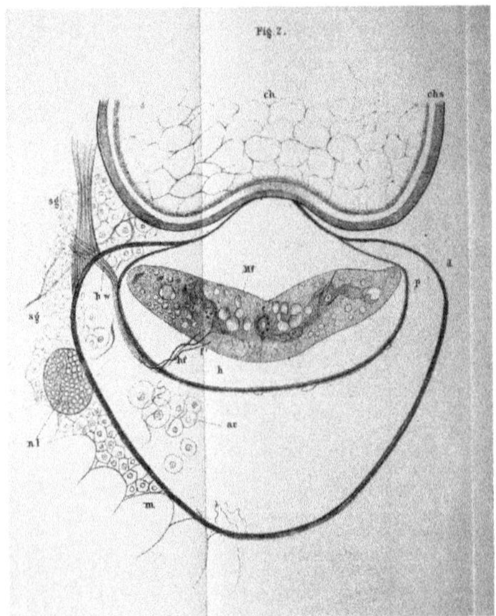

5.

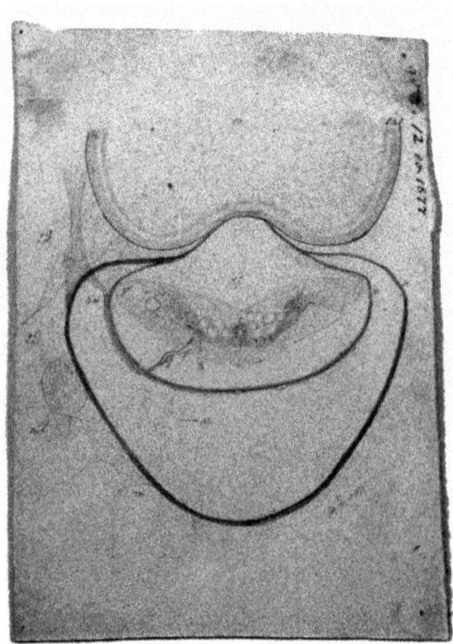

Desenho original de Freud (embaixo) para a ilustração publicada (ao alto). Tinta sobre papel. Museu Freud, Londres.

5. “Über den Ursprung der hinteren Nervenwurzeln im Rücken-mark der Petromyzon von Ammocoetes (Petromyzon Planeri)” (Sobre a Origem das Raízes do Nervo Posterior no Cordão Espinhal do Ammocoetes (Petromyzon Planeri)), *Sitzungsberichte der Mathe-matisch-Naturwissenschaftlichen Classe der Kaiserlichen Akademie der Wissenschaften*, LXXV. Band. I. Abtheilung (1877). Academia de Medicina de Nova York.

Fig. 2. Secção transversal através de todo o Ammocoetes; preparação com ácido crômico. Os tecidos que cercam o canal central estão desenhados de forma incompleta.

ch = *chorda dorsalis*.
chs = as três camadas da bainha interna do cordão.
d = *dura mater*.
p = *pia mater*.
ar = células e fibras elásticas no espaço aracnóide.
m = segmentos musculares.
n.l = secção transversal do *nervus lateralis*.
M.f = fibra de Muller.
c = canal central.
h = célula posterior.
h.f = fibra de célula posterior.

Fibras de outra raiz se encontram adjacentes.
f = que não podem ser seguidas tão longe quanto as células posteriores.
h.w = raiz posterior.
s.g = tecido adiposo circundante, dentro do qual o esqueleto cartilaginoso do Petromyzon está incrustado.

Comentário

O estudo para o qual estes desenhos foram preparados constituiu a primeira publicação neurocientífica de Freud. Este estudo (que teve continuidade com os dois seguintes) dizia respeito à histologia da célula nervosa — o elemento básico do tecido nervoso. Os desenhos mostram secções através do cordão espinhal de um peixe primitivo chamado Petromyzon ou Ammocoetes, conhecido popularmente como lampreia. A tarefa científica de Freud era descrever a estrutura de células e fibras nervosas especiais no cordão espinhal dessa espécie, e discuti-las em relação a outras. As células nervosas são indicadas em ambos os desenhos pela letra *h*. As fibras anexas aos corpos celulares (axônios) são indicadas pelas letras *hf* e *hzf*.

A citação a seguir, feita em 1953, pelo biógrafo de Freud, Ernest Jones, descreve o contexto mais amplo:

> Juntamente com o problema da estrutura íntima dos elementos nervosos... (havia a) questão se o sistema nervoso dos animais superiores é composto de elementos diferentes daqueles de animais inferiores, ou se ambos são construídos com as mesmas unidades. Este tópico era altamente controverso naquela época. As implicações filosóficas e religiosas pareciam ser muito perturbadoras. Serão as diferenças na mente de animais inferiores e superiores apenas uma questão de grau de complexidade? A mente humana difere da de algum molusco — não basicamente, mas em correlação com o número de células nervosas em ambos e com a complicação de suas respectivas fibras? Os cientistas estavam em busca das respostas para tais questões, na esperança de conseguir decisões definitivas — num sentido ou noutro — sobre a natureza do homem, a existência de Deus, e o sentido da vida.
> (*Sigmund Freud: Vida e Obra*. Londres: Hogarth Press, 1953, p. 51)

A este vasto e emocionante campo de pesquisa pertencem os estudos iniciais de Freud.

"Über Spinalganglien und Rückenmark der Petromyzon" (Sobre os Gânglios Espinhais e Cordão Espinhal do Petromyzon), *Sitzungsberichte der Mathematisch-Naturwissenschaftlichen Classe der Kaiserlichen Akademie der Wissenschaften*, LXXVIII. Band. I. Abtheilung (1878).

Ilustrações I–IV

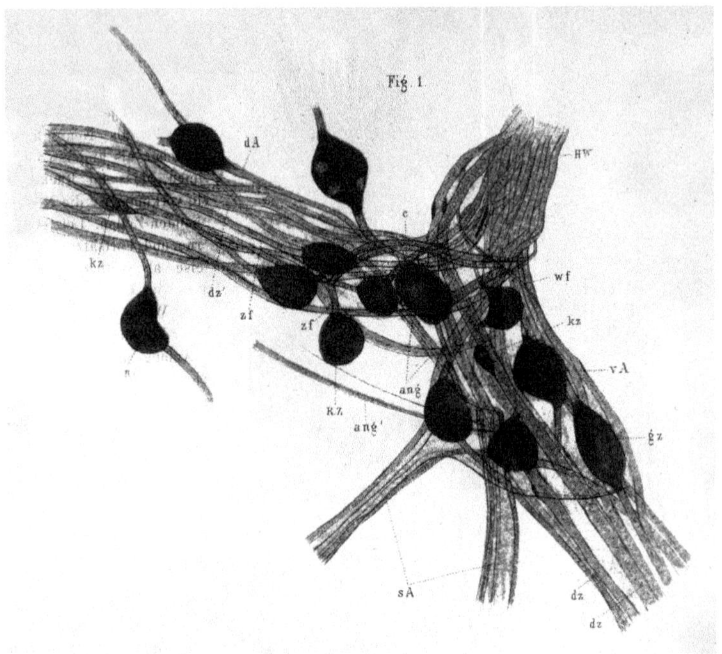

6.

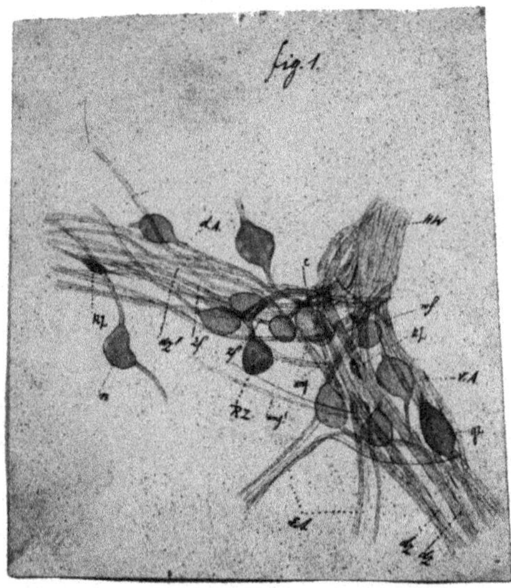

Desenho original de Freud (embaixo) para a ilustração publicada (ao alto).
Tinta sobre papel. Museu Freud, Londres.

6. "Über Spinalganglien und Rückenmark der Petromyzon" (Sobre os Gânglios Espinhais e Cordão Espinhal do Petromyzon), *Sitzungsberichte der Mathematisch-Naturwissenschaftlichen Classe der Kaiserlichen Akademie der Wissenschaften*, LXXVIII. Band. I. Abtheilung (1878). Academia de Medicina de Nova York.

Ilustração I

Fig. 1. Gânglio espinhal do Petromyzon, corante dourado, desenhado com um Hartnack Ocular 3, objetiva 8 e X, aumento 520.

Gânglio espinhal com 15 células, cinco maiores e uma célula pequena em ramo ventral, oito de tamanho médio e uma célula pequena em ramo dorsal. As diferenças de tamanho entre células dorsais e ventrais não são grandes. Ambos os processos de todas as 13 células da primeira e segunda magnitude podem ser identificadas. No ramo dorsal está uma célula de Ranvier *RZ*. As últimas células dorsais se deslocaram um pouco.

O processo central da célula *n* saiu de foco. O único núcleo visível está na célula *c*. Os outros núcleos não podem ser reconhecidos devido ao corante excessivo nas células.

Duas amplas fibras *dz* ao longo do ramo ventral. Muitas fibras de tamanho médio ao longo de ambos os ramos.

Fibras anaclíticas claras em *ang*. Duas fibras simpáticas estão presentes.

HW = raiz posterior.
vA = ramo ventral.
kz = célula pequena.
dA = ramo dorsal.
gz = célula grande.
zf = fibras celulares.
ang = fibras anaclíticas.
sA = ramo simpático.
dz = fibra inteira (de ponta a ponta) de tamanho amplo.
dz = fibra inteira (de ponta a ponta) de tamanho médio.
wf = fibra se enroscando ao redor da raiz.
RZ = célula de Ranvier.

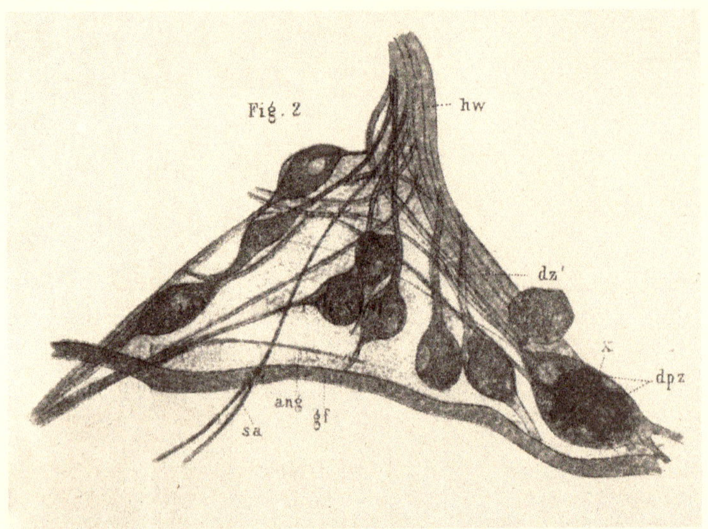

7.

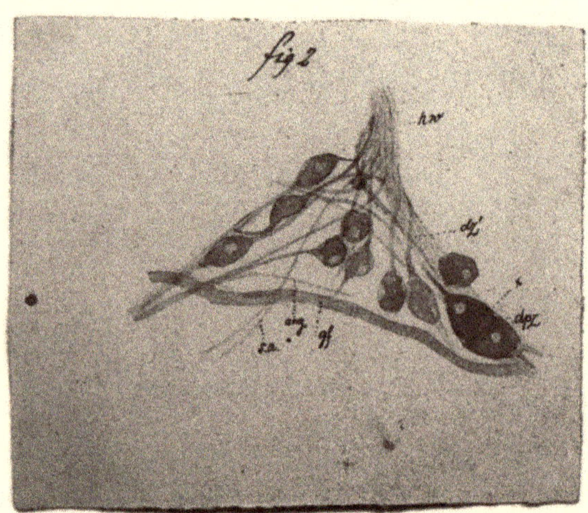

Desenho original de Freud (embaixo) para a ilustração publicada (ao alto).
Tinta sobre papel. Museu Freud, Londres.

7. "Über Spinalganglien und Rückenmark der Petromyzon" (Sobre os Gânglios Espinhais e Cordão Espinhal do Petromyzon), *Sitzungsberichte der Mathematisch-Naturwissenschaftlichen Classe der Kaiserlichen Akademie der Wissenschaften*, LXXVIII. Band. I. Abtheilung (1878). Academia de Medicina de Nova York.

Ilustração I

Fig. 2. Gânglio espinhal de Ammocoetes, corante dourado,desenhado com Hartnack 2/8, obj. X não pôde ser usada. Diversas células parecem, assim unipolares. Esmagando o gânglio foi possível ver que todas as células, com exceção da célula *dpz*, eram bipolares.

Após isolamento, a célula mostrou em *x* um segundo processo central. Aumento 305.

gf = vaso.
sa = ramo simpático.
dz = massa de fibras inteiras (de ponta a ponta).
hw = raiz posterior.
ang = fibras anaclíticas.

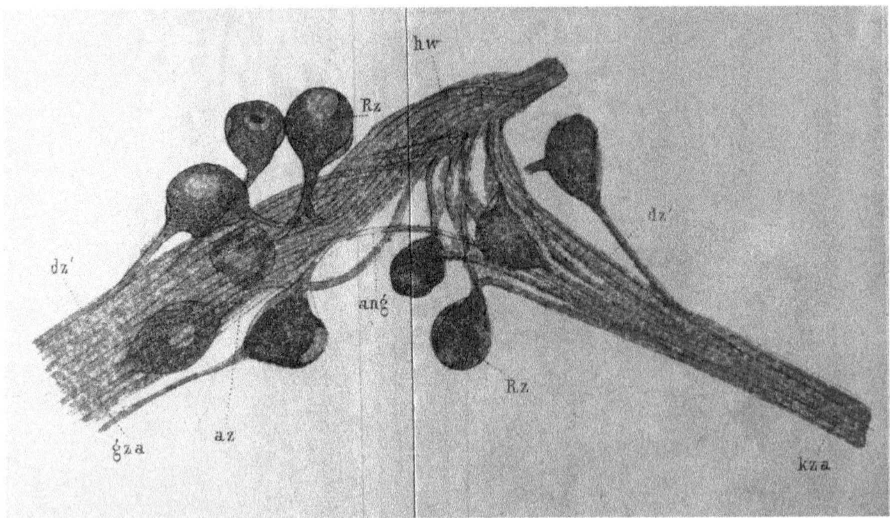

8.

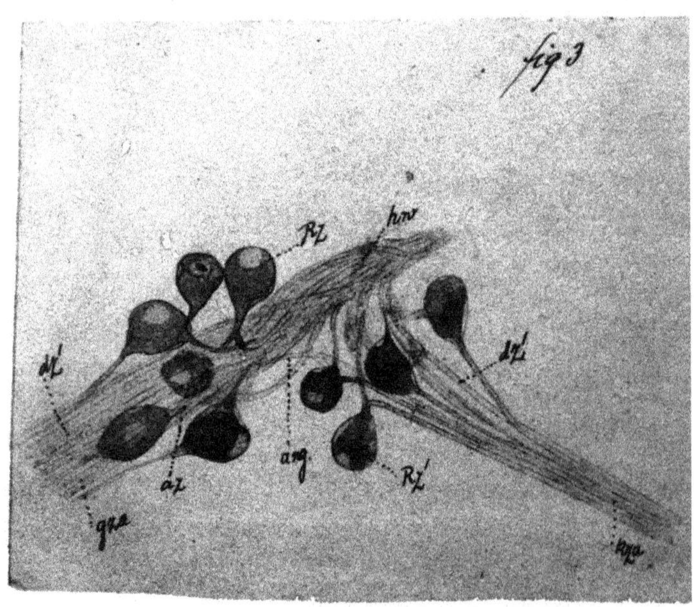

Desenho original de Freud (embaixo) para a ilustração publicada (ao alto).
Tinta sobre papel. Museu Freud, Londres.

8. "Über Spinalganglien und Rückenmark der Petromyzon" (Sobre os Gânglios Espinhais e Cordão Espinhal do Petromyzon), *Sitzungsberichte der Mathematisch-Naturwissenschaftlichen Classe der Kaiserlichen Akademie der Wissenschaften*, LXXVIII. Band. I. Abtheilung (1878). Academia de Medicina de Nova York.

Ilustração I

Fig. 3. Gânglio espinhal, corante dourado, desenhado com Hartnack 2/8, obj. X não pôde ser usada. Apertando o slide, consegue-se ver os dois processos da célula *az*, que antes parecia apolar. Duas células Ranvier *Rz* e *Rz'*. A última com processo muito curto. Aumento 435.

HW = raiz posterior.

gza = ramo de célula grande.

dz = fibras inteiras (de uma ponta à outra).

kza = ramo de célula pequena.

Rz, Rz' = células de Ranvier.

az = célula aparentemente sem processo.

ang = fibras anaclíticas que descrevem um arco do ramo ventral ao dorsal.

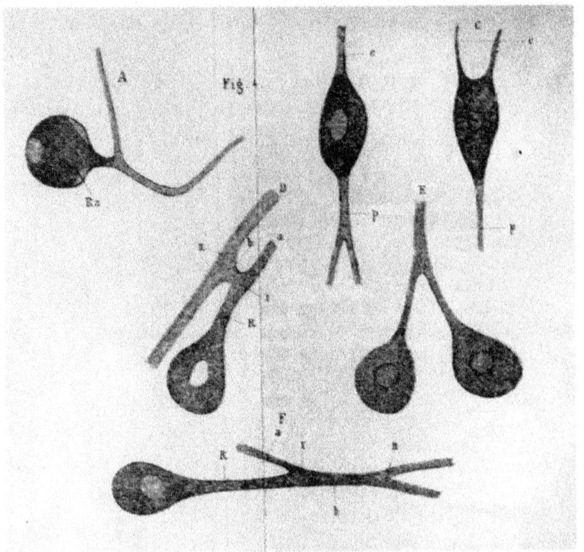

9.

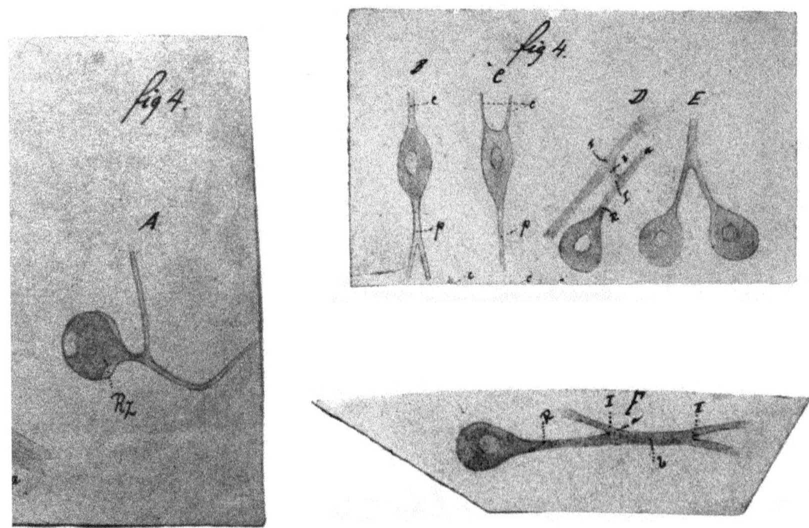

Desenho original de Freud (embaixo) para a ilustração publicada (ao alto).
Tinta sobre papel. Museu Freud, Londres.

9. "Über Spinalganglien und Rückenmark der Petromyzon" (Sobre os Gânglios Espinhais e Cordão Espinhal do Petromyzon), *Sitzungsberichte der Mathematisch-Naturwissenschaftlichen Classe der Kaiserlichen Akademie der Wissenschaften*, LXXVIII. Band. I. Abtheilung (1878). Academia de Medicina de Nova York.

Ilustração I

Fig. 4. *A*. Célula de Ranvier de um dos últimos gânglios espinhais, corante dourado.

Fig. 4. *B-F*. Células isoladas de gânglios espinhais desenhados a partir de esboços a lápis dos slides.

B = célula bipolar com divisão do processo periférico.

C = formas semelhantes encontradas no cordão espinal.

D = célula de Ranvier; o processo da célula *R* se divide em *I*. Dos dois ramos, o ramo *b* se divide novamente na forma de um T em *II*.

E = duas células aparentemente unipolares, cujos processos se unem.

F = célula de Ranvier; o processo da célula *R* se divide pela primeira vez em *I*, um dos dois ramos *(b)* se divide novamente, em bifurcação, em *II*.

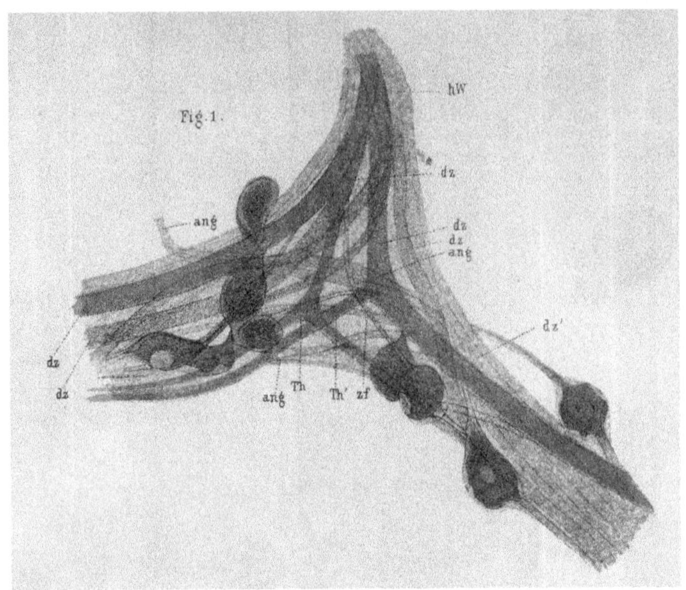

10.

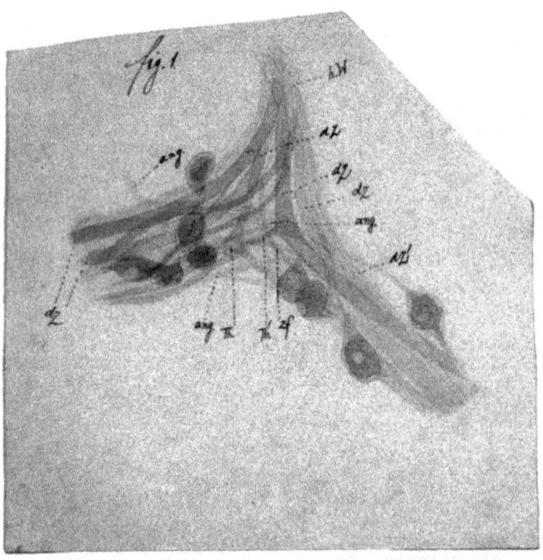

*Desenho original de Freud (embaixo) para a ilustração publicada (ao alto).
Tinta sobre papel. Museu Freud, Londres.*

10. "Über Spinalganglien und Rückenmark der Petromyzon" (Sobre os Gânglios Espinhais e Cordão Espinhal do Petromyzon), *Sitzungsberichte der Mathematisch-Naturwissenschaftlichen Classe der Kaiserlichen Akademie der Wissenschaften*, LXXVIII. Band. I. Abtheilung (1878). Academia de Medicina de Nova York.

Ilustração II

Fig. 1. Gânglios espinhais, corante dourado. Desenhado com Hartnack 3/8. Aumento 435. Diversas fibras inteiras (de ponta a ponta) largas, algumas das quais se dividem.

HW = raiz posterior.
dz = fibra inteira (de ponta a ponta) ampla.
dz = fibra inteira (de ponta a ponta).
zf = fibra celular.
Th = divisão de fibras.
Th = divisão de fibra larga em dois ramos de larguras diferentes.
ang = fibra anaclítica.

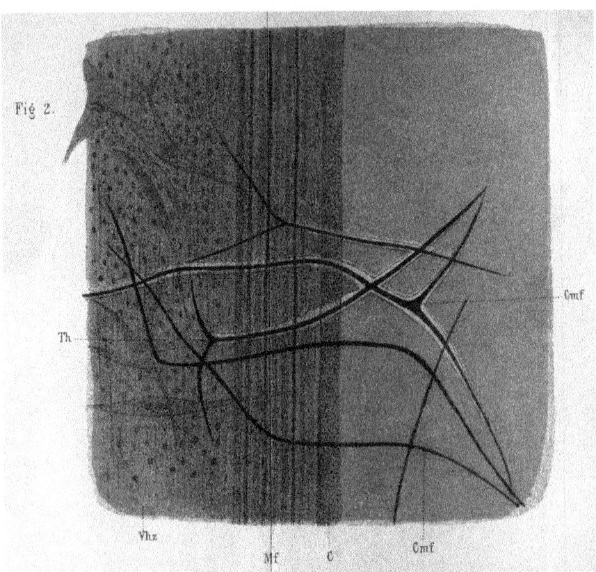

11.

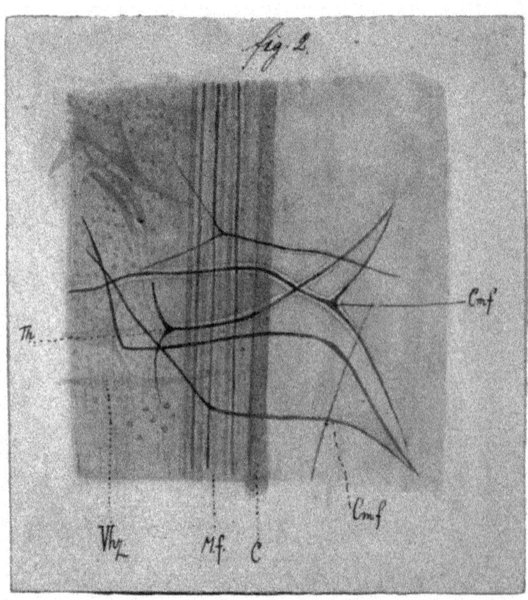

Desenho original de Freud (embaixo) para a ilustração publicada (ao alto). Tinta sobre papel. Museu Freud, Londres.

11. "Über Spinalganglien und Rückenmark der Petromyzon" (Sobre os Gânglios Espinhais e Cordão Espinhal do Petromyzon), *Sitzungsberichte der Mathematisch-Naturwissenschaftlichen Classe der Kaiserlichen Akademie der Wissenschaften*, LXXVIII. Band. I. Abtheilung (1878). Academia de Medicina de Nova York.

Ilustração II

Fig. 2. Cordão espinhal do Petromyzon marinus. Vista da superfície anterior. Preparação em álcool e carmim. Aumento 115. Decussação anterior superficial de fibras.

C = canal central.
Mf = fibra (*calossal*) de Müller.
Vhz = células de corno anterior.
Cmf = decussação anterior de fibras.
Th = divisão de fibras.

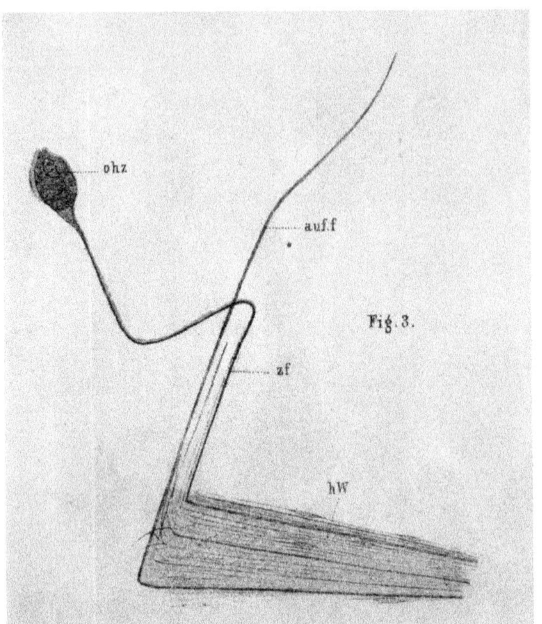

12.

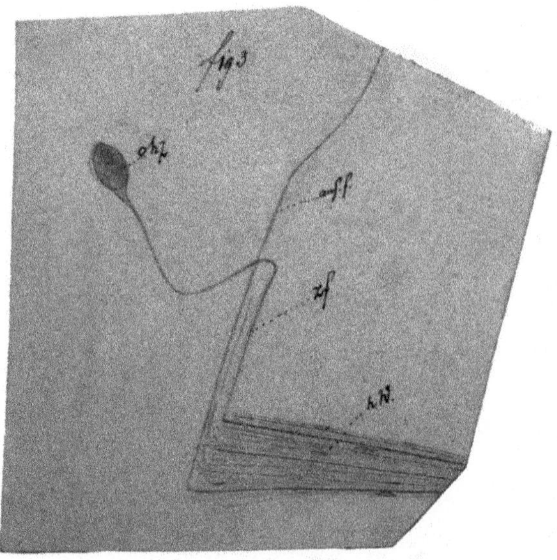

Desenho original de Freud (embaixo) para a ilustração publicada (ao alto). Tinta sobre papel. Museu Freud, Londres.

12. "Über Spinalganglien und Rückenmark der Petromyzon" (Sobre os Gânglios Espinhais e Cordão Espinhal do Petromyzon), *Sitzungsberichte der Mathematisch-Naturwissenschaftlichen Classe der Kaiserlichen Akademie der Wissenschaften*, LXXVIII. Band. I. Abtheilung (1878). Academia de Medicina de Nova York.

Ilustração II

Fig. 3. Uma raiz posterior com célula posterior superficial sobre *pia mater*. Preparação álcool carmim. Aumento 220.

HW = raiz posterior.

zf = fibra celular.

ohz = célula posterior superficial.

auf.f = fibra ascendente.

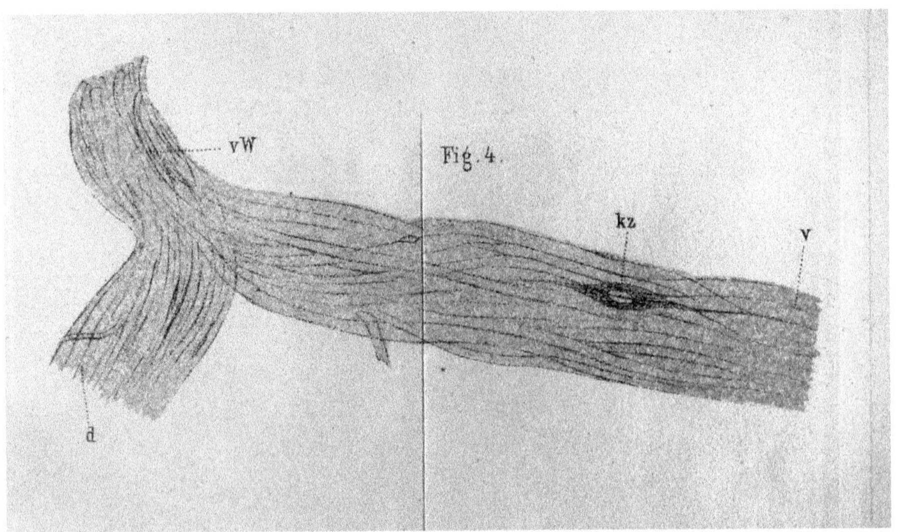

13.

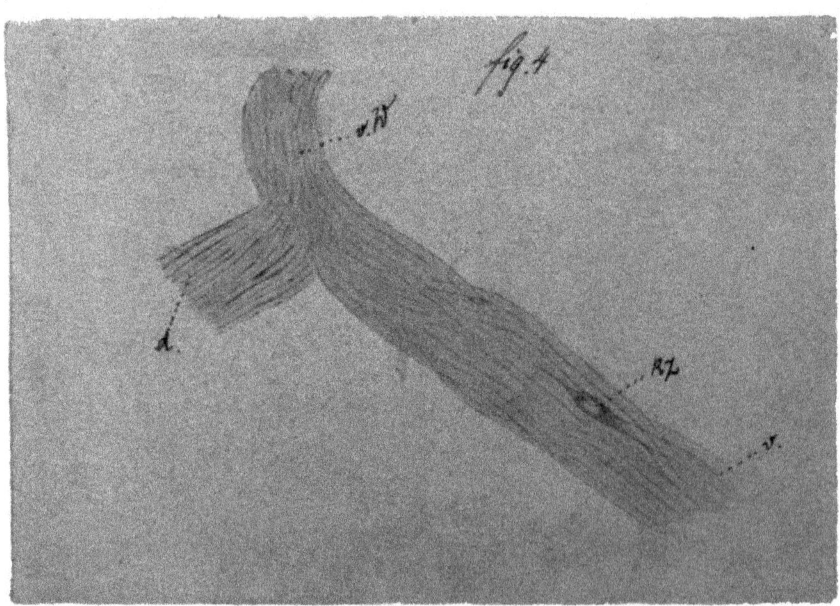

Desenho original de Freud (embaixo) para a ilustração publicada (ao alto). Tinta sobre papel. Museu Freud, Londres.

13. “Über Spinalganglien und Rückenmark der Petromyzon” (Sobre os Gânglios Espinhais e Cordão Espinhal do Petromyzon), *Sitzungsberichte der Mathematisch-Naturwissenschaftlichen Classe der Kaiserlichen Akademie der Wissenschaften*, LXXVIII. Band. I. Abtheilung (1878). Academia de Medicina de Nova York.

Ilustração II

Fig. 4. Raiz anterior, corante dourado, aumento 285.

aW = raiz anterior.

d = ramo dorsal.

v = ramo ventral.

kz = pequena célula interposta.

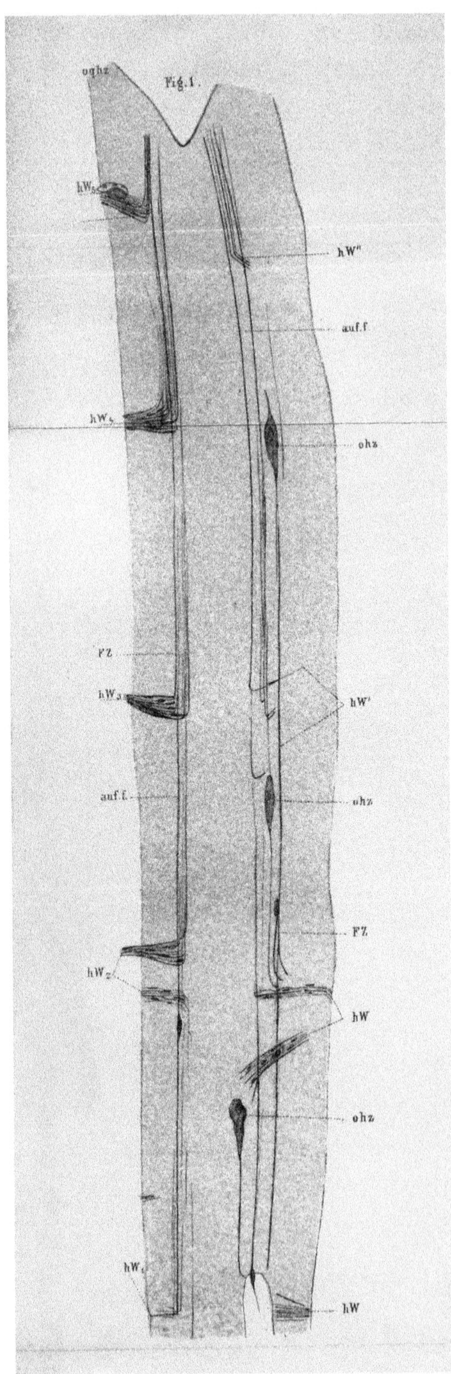
oghz
Fig. 1.
hW5
hW''
auf.f
hW4
ohz
FZ
hW3
hW'
auf.f.
ohz
FZ
hW2
hW
ohz
hW1
hW

14.

14. "Über Spinalganglien und Rückenmark der Petromyzon" (Sobre os Gânglios Espinhais e Cordão Espinhal do Petromyzon), *Sitzungsberichte der Mathematisch-Naturwissenschaftlichen Classe der Kaiserlichen Akademie der Wissenschaften*, LXXVIII. Band. I. Abtheilung (1878). Academia de Medicina de Nova York.

Ilustração III

Fig. 1. Fatia achatada de *pia mater* com cinco raízes posteriores, as fibras superficiais e as células posteriores. Preparação de ácido crômico, corante dourado. Aumento 50. Em *hW2*, hW e *hW*, duas meias raízes em lugar de uma única.

*hw*1 – *hW*5 = raízes posteriores.
ohz = célula posterior superficial.
auf.f = fibras ascendentes.
qhz = célula posterior na raiz.
FZ = fibras juntando-se no curso de fibras ascendentes.

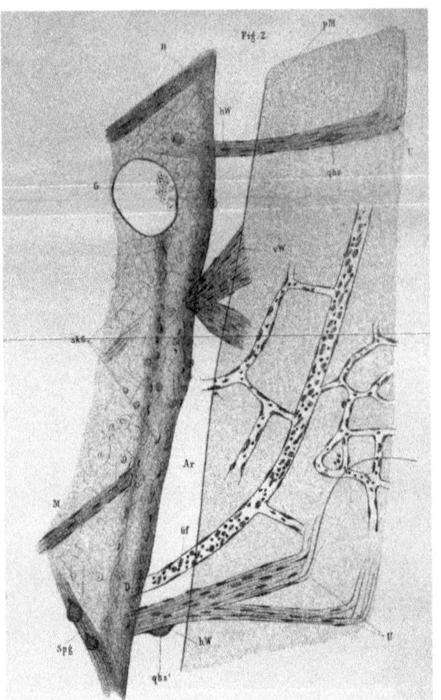

15.

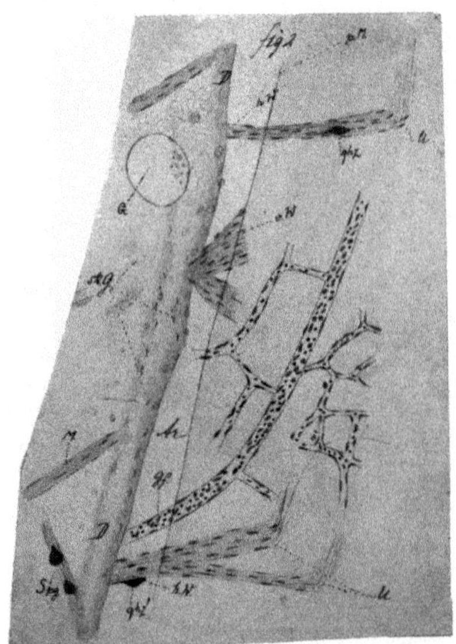

Desenho original de Freud (embaixo) para a ilustração publicada (ao alto).
Tinta sobre papel. Museu Freud, Londres.

15. “Über Spinalganglien und Rückenmark der Petromyzon” (Sobre os Gânglios Espinhais e Cordão Espinhal do Petromyzon), *Sitzungsberichte der Mathematisch-Naturwissenschaftlichen Classe der Kaiserlichen Akademie der Wissenschaften*, LXXVIII. Band. I. Abtheilung (1878). Academia de Medicina de Nova York.

Ilustração III

Fig. 2. Fatia achatada (frontal) através da *pia mater* e tecidos circundantes. Preparação ácida crômica, corante dourado. Aumento 105. Células no curso transverso de raiz *qhz* e *qhz*.

sz G = assim chamado tecido formador de ossos ao redor do canal vertebral.
D = *dura mater*.
Ar = espaço aracnoidal.
Spg = gânglios espinhais.
G = secção transversal de vaso.
M = músculo.
hW = raiz posterior.
U = curvamento de fibras de raiz posterior no cordão espinhal
vW = raiz anterior.
Gf = vaso.
qhz = células posteriores transversas na raiz.

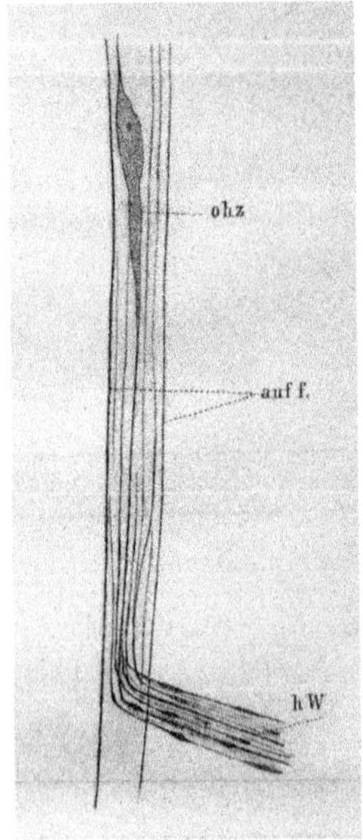

16a.

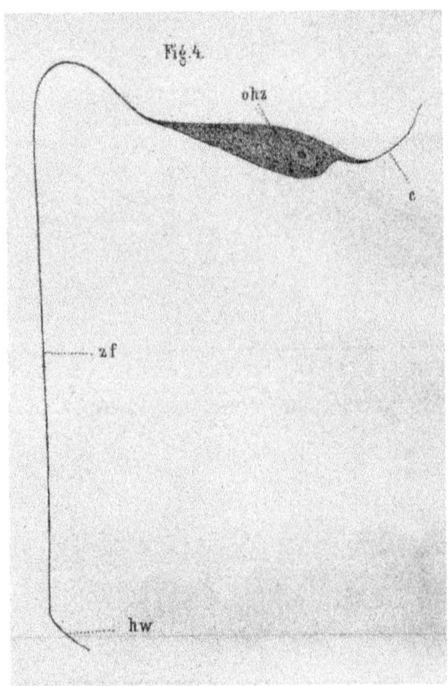

16b.

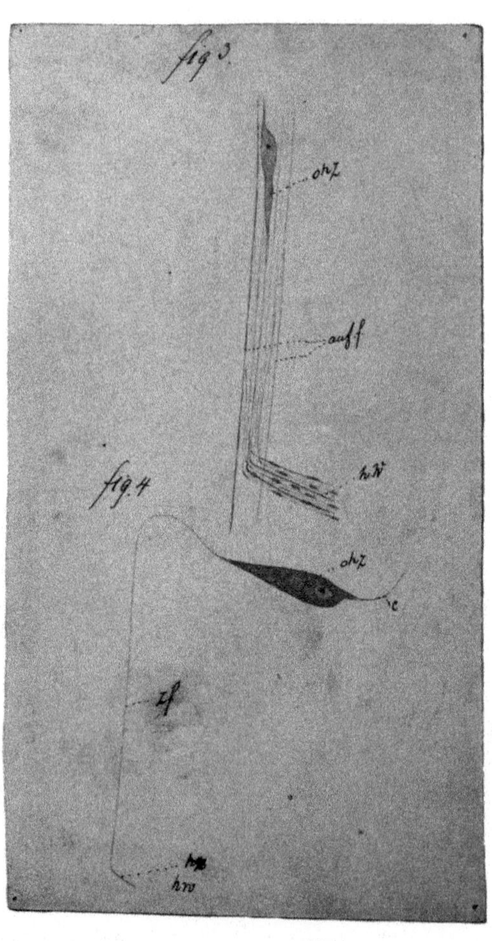

Desenho original de Freud (direita) para a ilustração publicada (esquerda).
Tinta sobre papel. Museu Freud, Londres.

16. "Über Spinalganglien und Rückenmark der Petromyzon" (Sobre os Gânglios Espinhais e Cordão Espinhal do Petromyzon), *Sitzungsberichte der Mathematisch-Naturwissenschaftlichen Classe der Kaiserlichen Akademie der Wissenschaften*, LXXVIII. Band. I. Abtheilung (1878). Academia de Medicina de Nova York.

Ilustração III

Fig. 3. Raiz posterior com fibra ascendente e célula posterior superficial de uma fatia achatada de *pia mater*. Preparação crômica ácido-dourada. Aumento 110.

hW = raiz posterior
auf.f = fibras ascendentes de uma raiz anterior.
ohz = célula posterior superficial.

Fig. 4. Célula posterior superficial isolada sobre *pia mater*. Preparação crômica ácido-dourada. Aumento 110.

ohz = célula posterior superficial.
zf = processo da raiz da mesma.
hw = sua raiz posterior curvando-se.
c = processo central.

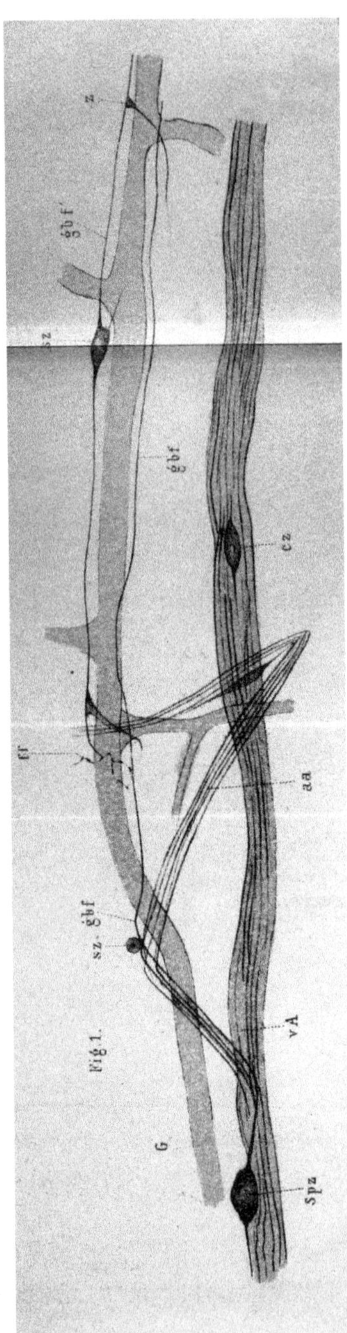

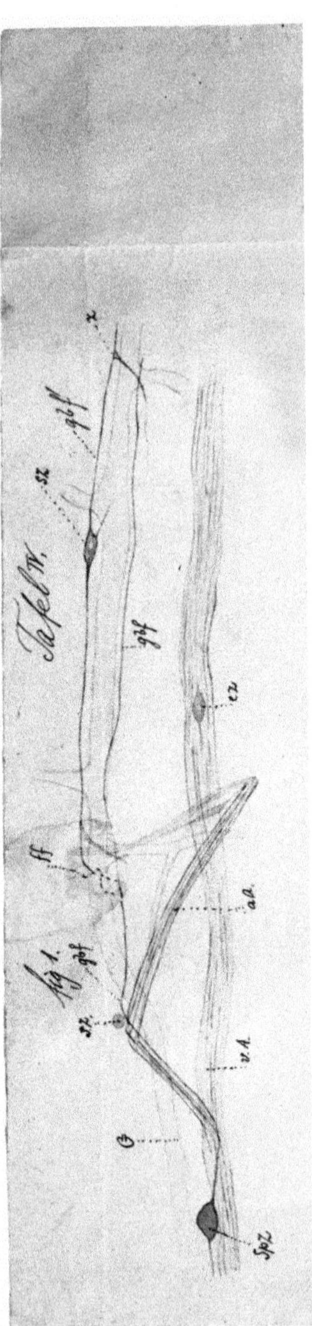

17.

Desenho original de Freud (direita) para a ilustração publicada (esquerda). Tinta sobre papel. Museu Freud, Londres.

17. "Über Spinalganglien und Rückenmark der Petromyzon" (Sobre os Gânglios Espinhais e Cordão Espinhal do Petromyzon), *Sitzungsberichte der Mathematisch-Naturwissenschaftlichen Classe der Kaiserlichen Akademie der Wissenschaften*, LXXVIII. Band. I. Abtheilung (1878). Academia de Medicina de Nova York.

Ilustração IV

Fig. 1. Um ramo ventral de uma raiz posterior acompanhado de um vaso. Uma fibra que acompanha o vaso *gbf* pode ser seguida até dentro do ramo ventral da raiz posterior. Corante dourado. Aumento 225.

spz = célula mais exterior do gânglio espinhal.
vA = ramo ventral.
sz = célula simpática.
ez = pequena célula no ramo ventral.
aA = ramo pequeno saindo do ramo ventral.
gbf = fibra acompanhando vaso.
z = ramo de fibra acompanhando vaso.
ff = fibra varicosa fina na qual se funde a fibra que acompanha o vaso.

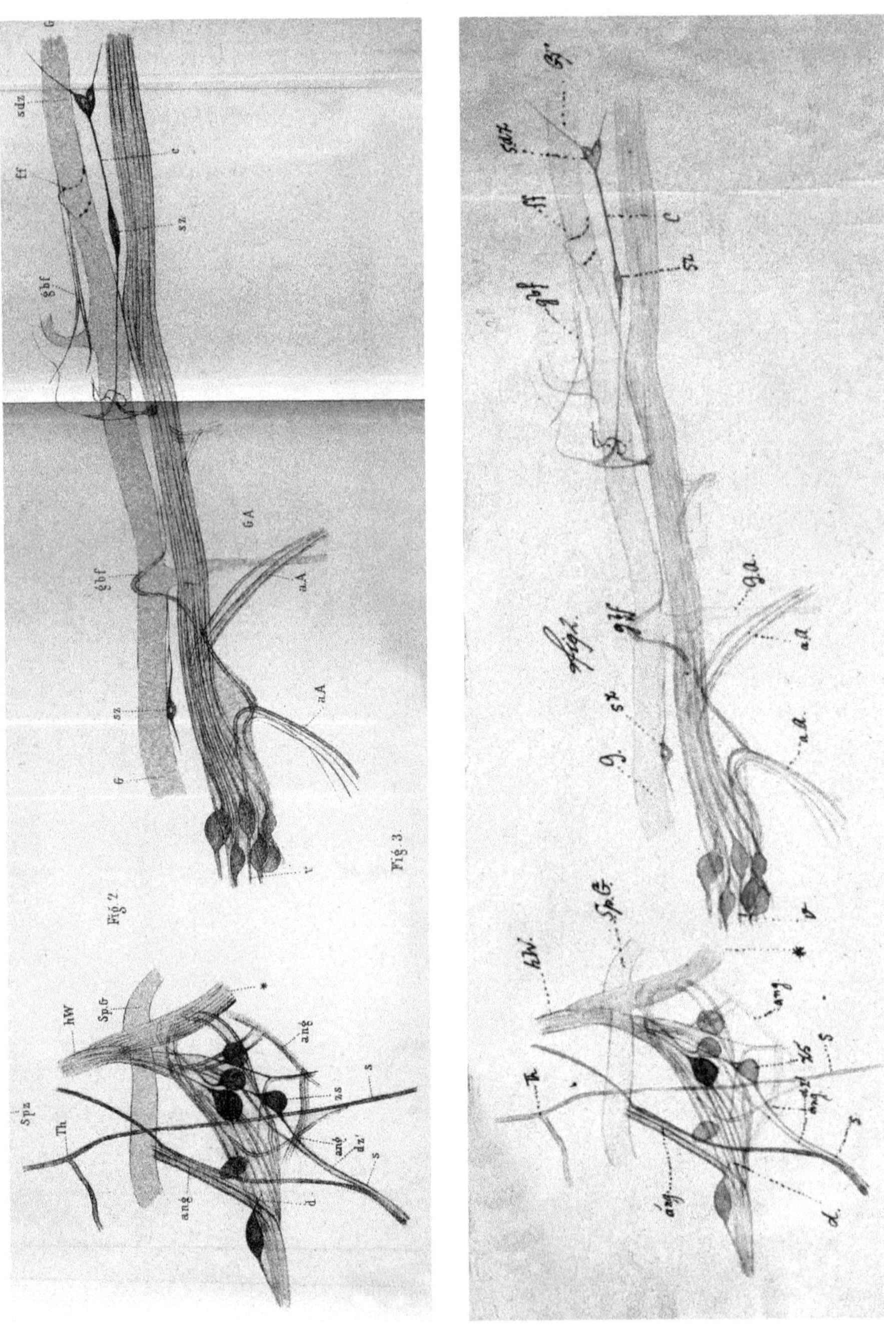

18.

Desenho original de Freud (direita) para a ilustração publicada (esquerda). Tinta sobre papel. Museu Freud, Londres.

18. "Über Spinalganglien und Rückenmark der Petromyzon" (Sobre os Gânglios Espinhais e Cordão Espinhal do Petromyzon), *Sitzungsberichte der Mathematisch-Naturwissenschaftlichen Classe der Kaiserlichen Akademie der Wissenschaften*, LXXVIII. Band. I. Abtheilung (1878). Academia de Medicina de Nova York.

Ilustração IV

Fig. 2. Gânglio espinhal, ramo ventral da raiz posterior acompanhado de um vaso. Há um ramo ventral torcido, antes das células ventrais, que penetra o vaso. Em *C* uma comissura entre duas células. Corante dourado. Aumento 225.

SpG = vaso espinhal.
d = ramo dorsal.
v = ramo ventral.
s = ramo simpático.
ang = fibra anaclítica.
dz = fibra inteira (de ponta a ponta) entrando no ramo simpático.
Th = divisão de uma fibra cruzando o ramo dorsal.
aA = ramos saindo do ramo ventral.
sz = célula simpática.
sdz = célula dupla simpática.
GA = ramos de vaso.
zs = célula de gânglio espinhal emitindo seu processo para dentro do ramo simpático.

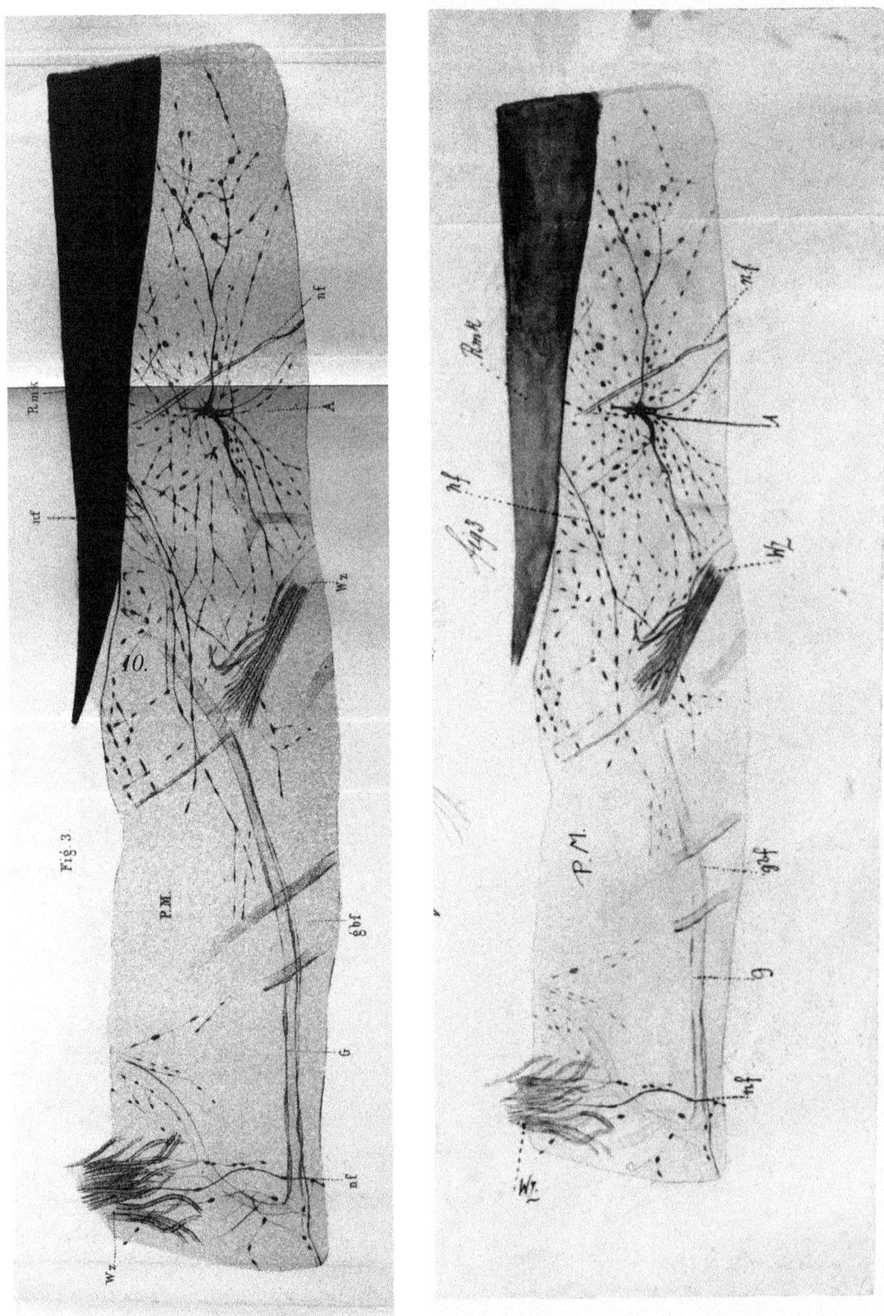

19.

Desenho original de Freud (direita) para a ilustração publicada (esquerda). Tinta sobre papel. Museu Freud, Londres.

19. "Über Spinalganglien und Rückenmark der Petromyzon" (Sobre os gânglios espinhais e cordão espinhal do Petromyzon), *Sitzungsberichte der Mathematisch-Naturwissenschaftlichen Classe der Kaiserlichen Akademie der Wissenschaften*, LXXVIII. Band. I. Abtheilung (1878). Academia de Medicina de Nova York.

Ilustração IV

Fig. 3. Fina rede de fibras varicosas sobre a *pia mater*. Corante dourado. Aumento 185.

PM = *pia mater*.
Rmk = cordão espinhal
Wz = raiz.
G = vaso na *pia mater*.
nf = fibras nervosas que se fundem dentro da rede de fibras varicosas.
A = um ponto a partir do qual as fibras nervosas ramificantes e as fibras varicosas se irradiam.

Comentário

Pesquisando a "migração genética e a transformação" das células nervosas no cordão espinhal do Petromyzon (a mesma espécie humilde estudada no trabalho anterior), Freud foi capaz de mostrar que uma série contínua de alterações sutis ligava os sistemas nervosos dos invertebrados aos dos vertebrados. Anteriormente acreditava-se que uma divisão anatômica separava essas duas classes de animais. Em outras palavras, Freud descobriu algo como um "elo perdido" e contribuiu para o grande conjunto de dados que finalmente estabeleceu na comunidade científica a convicção da continuidade evolutiva de todos os organismos. Nesses desenhos, ele ainda mostrou que, ao longo do caminho originalmente percorrido pelas células através da evolução das espécies, algumas formas primitivas haviam permanecido na espinha dorsal do animal contemporâneo — fixadas, por assim dizer — em seu desenvolvimento filogenético. Podemos, portanto, ver nos desenhos o rastro da crença duradoura de Freud na "persistência de estruturas primitivas" em um organismo plenamente desenvolvido. Tal conexão é diminuída pelo fato de que mais tarde ele se referiu a esse estudo, ao exemplificar o conceito de fixação em suas *Conferências Introdutórias sobre Psicanálise* (1916-17). Aí ele escreveu:

> ... é possível, no caso de cada tendência sexual particular, que algumas porções dela tenham ficado para trás em etapas anteriores de seu desenvolvimento, muito embora outras porções possam ter alcançado sua meta final.

Observamos também, na legenda destes desenhos, o uso pela primeira vez por Freud da palavra "anaclítica" — para descrever um tipo de fibra nervosa que se liga a outra originada em uma célula nervosa, mas que é dela independente.

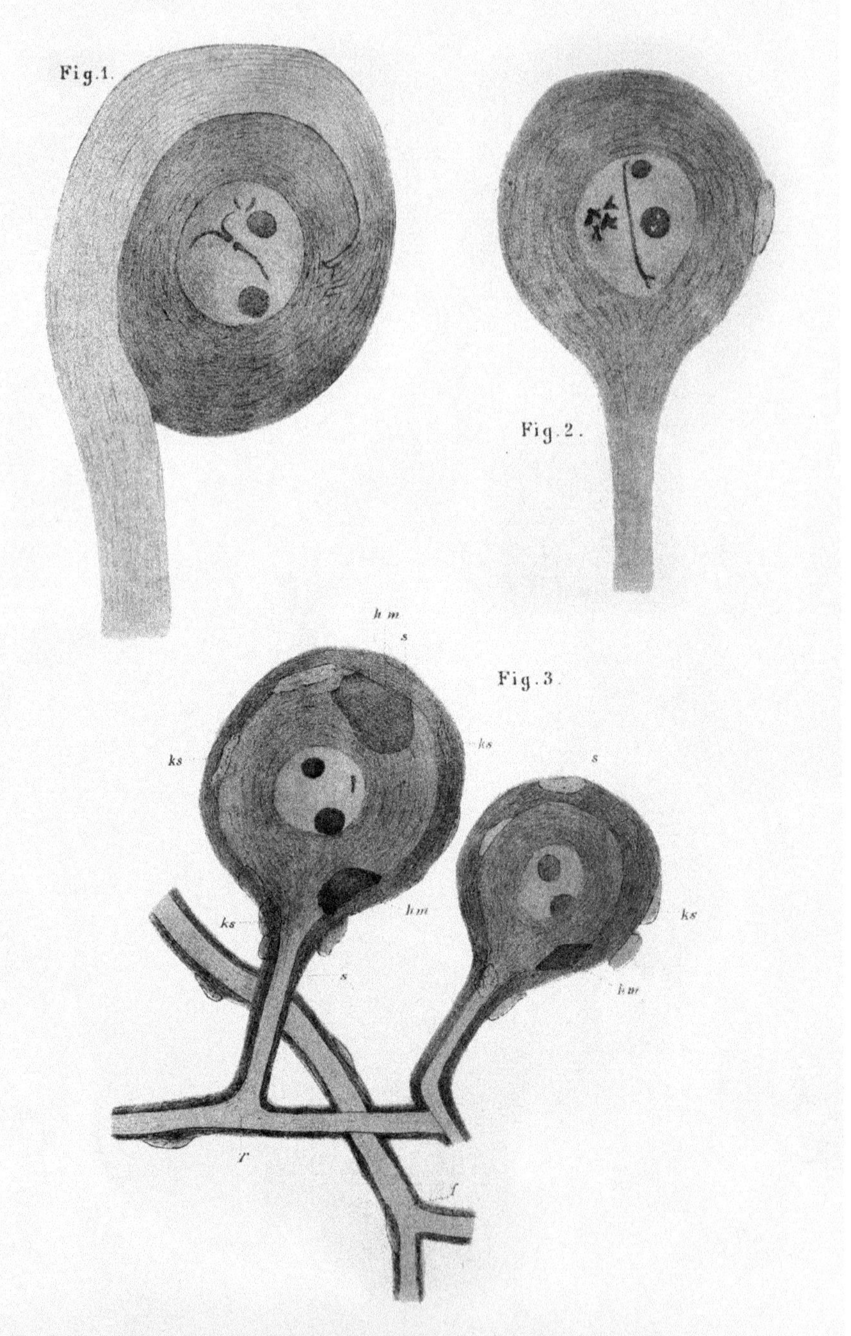

20.

20. "Über den Bau der Nervenfasern und Nervenzellen beim Flusskrebs" (Sobre a Estrutura das Fibras Nervosas e Células Nervosas do Lagostim de Rio), *Sitzungsberichte der Mathematisch-Naturwis-senschaftlichen Classe der Kaiserlichen Akademie der Wissenschaften*, LXXXV. Band. III. Abtheilung (1882). Academia de Medicina de Nova York.

Fig. 1. Célula nervosa do gânglio da cauda do lagostim de rio, com um processo que se agarra à superfície da célula. O núcleo contém, além dos nucléolos redondos, diversas hastes curtas e espessas e um corpo nuclear consistindo em duas peças. Desenhado com Hartnack 3/8, aumento 360.

Fig. 2. Célula nervosa viva de um gânglio abdominal com processo cuneiforme. O núcleo, que é sem membrana, contém quatro pequenas partículas com múltiplos picos e uma haste dobrada no final e bifurcada. Em *k* um núcleo do tecido de cobertura. Mesmo aumento da Fig. 1.

Fig. 3. Porção marginal do gânglio gástrico, em forma de fuso, do lagostim de rio. Duas células nervosas multipolares com seus processos, uma das quais exibe uma partição em forma de T. A célula menor foi desenhada com um ajuste próximo à superfície.

s = bainha celular espessa, concentricamente estratificada.

Ks = núcleos da anterior.

hm = massas homogêneas fortemente brilhantes na margem da célula, porém situadas interiormente a partir da cobertura.

f = fibra de outra célula.

Fig. 4.

a b

Fig. 5.

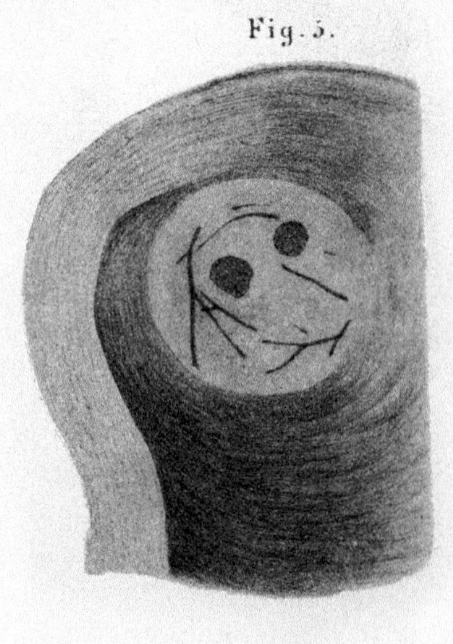

21.

21. "Über den Bau der Nervenfasern und Nervenzellen beim Flusskrebs" (Sobre a Estrutura das Fibras Nervosas e Células Nervosas do Lagostim de Rio), in *Sitzungsberichte der Mathematisch-Natur wissenschaftlichen Classe der Kaiserlichen Akademie der Wissenschaften*, LXXXV. Band. III. Abtheilung (1882). Academia de Medicina de Nova York.

Fig. 4. Núcleo de uma grande célula nervosa. Este núcleo exibiu movimento em ambos os nucléolos. *b* foi desenhado cinco minutos após *a*. Hartnack 3/8. Aumento do desenho 400.

Fig. 5. Porção de uma célula com processo como na Fig. 1. No núcleo, um grande número de hastes delicadas, bifurcadas e dobradas. Mesmo aumento da Fig. 4.

Comentário

Na época em que Freud realizou este estudo, as relações estruturais e funcionais de células e fibras nervosas ainda eram altamente controversas. Nestes desenhos, ele retratou a unidade essencial de célula e fibra. Isto cimentou o caminho para a *doutrina do neurônio*. Infelizmente o caminho que Freud apresentou suas conclusões foi muito cauteloso e reservado para que ele pudesse ter realmente o crédito pela descoberta do neurônio — e sete anos inteiros se passariam antes que Wilhelm von Waldeyer-Hartz e Santiago Ramón y Cajal formalmente proclamassem a sua existência. Apesar disso, em *Fundações da Doutrina do Neurônio*, de R. Shepherd (Oxford: Oxford University Press, 1991), um capítulo inteiro é dedicado às contribuições de Freud. M. Brazier, em seu trabalho paradigmático de 1959 sobre a história da neurofisiologia, também dá a Freud o crédito pela antecipação do conceito de sinapse de Sherrington ("O desenvolvimento histórico da neurofisiologia", em J. Field, H. Magoun, H. Hall e V. Hall (eds.), *Manual de Fisiologia: Seção 1, Neurofisiologia*, vol. 1 (Washington, D.C.: Sociedade Fisiológica Americana)). Portanto, parece irônico que anos depois, quando Freud voltou sua atenção científica para os problemas da psicologia, ele tenha sido amplamente acusado de dar um salto muito rápido da observação para a teoria.

Uma década após Freud ter publicado esses desenhos, quando ele construiu um elaborado modelo da mente em torno da concepção do neurônio, em seu *Projeto para uma Psicologia Científica* de 1895 (Ver Ilustrações 31-33), não ficou claro — a despeito de para ele provavelmente estar — que na realidade seu papel foi seminal no desenvolvimento daquele conceito.

Na legenda de um dos desenhos mostrados aqui (Fig. 2) Freud mencionou que a célula por ele retratada estava "viva". Ele estava insatisfeito com a técnica comumente empregada de observar células mortas sob o microscópio. Sua nova técnica permitiu que ele observasse diretamente o funcionamento interno de uma célula viva. Dessa forma, uma miríade de estruturas e processos anteriormente invisíveis, apareceu subitamente, diante dele. Como confirmam L. Triarho e M. Del Cerro em seu estudo de 1985 ("Contribuições de Freud para a Neuroanatomia", *Archives of Neurology*, 42: 282), isso permitiu a Freud fornecer uma compilação precoce dos microtúbulos (antes mesmo de sua descoberta) e inadvertidamente tornar-se o primeiro cientista a relatar o fenômeno da rotação nuclear dos neurônios em cultura (ver legenda da Figura 4). Com essa nova técnica, Freud percebeu o fato, tão importante para seu trabalho posterior, de que o progresso na ciência flui a partir de novos métodos de observação.

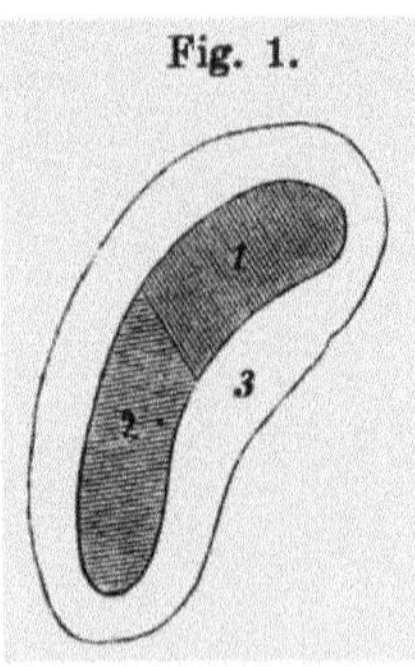

Fig. 1.

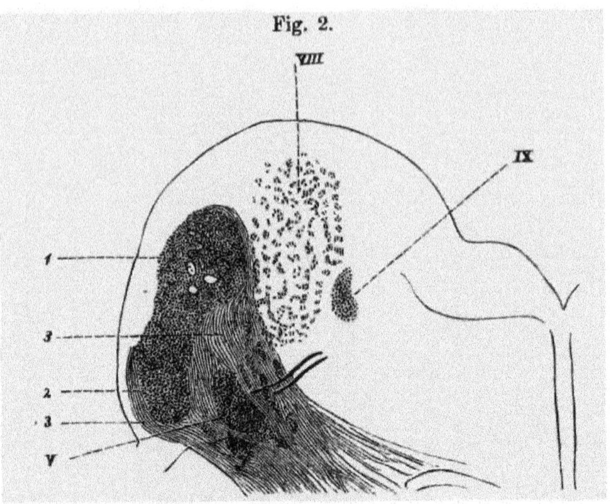

Fig. 2.

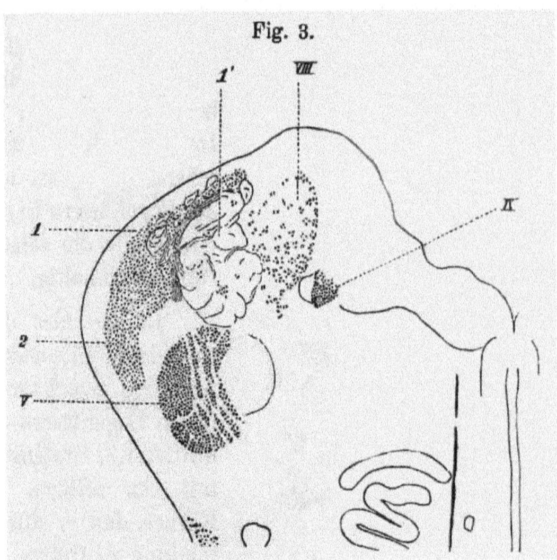

Fig. 3.

22. "Über die Beziehung des Strickkörpers zum Hinterstrang und Hinterstrangskern, nebst Bemerkungen über zwei Felder der Oblongata" (Sobre a Relação entre o Corpo Restiforme e o Núcleo da Coluna Posterior com Observações sobre Dois Campos da Oblonga), *Neurologisches Zentralblatt.* Band 5 (1886). Academia de Medicina de Nova York.

Fig. 1. Esquema do corpo restiforme nos níveis inferiores do nervo auditivo.
1. Cabeça do corpo restiforme primário.
2. Cauda do corpo restiforme primário
3. Fímbria com pouca mielinação (corpo restiforme secundário).

Fig. 2. Secção transversal nos níveis superiores do núcleo de Deiters (Série II).
1. Cabeça do corpo restiforme primário, na qual aparecem pequenas partículas de substância cinzenta (desenhadas conforme visualizadas em planos mais profundos).
2. Cauda do mesmo.
3. Corpo restiforme secundário (sistema olivar) começando a se separar.

V. Raiz trigêmea ascendente.
VIII. Núcleo de Deiters com a raiz auditiva ascendente (Roller[7]).
IX. Raiz ascendente do sistema vago.

Fig. 3. Secção transversal no nível superior do núcleo de Deiters (Série II). A numeração é a mesma da Fig. 2. O lugar da cabeça foi ocupado pelo núcleo 1.

[7] Roller, Christian F.W., neurologista e psiquiatra alemão, 1833. Ver *Núcleo de Roller* (Stedman Dicionário Médico, 25. ed., Rio de Janeiro: Guanabara Koogan Ed., 1996). (N.T.)

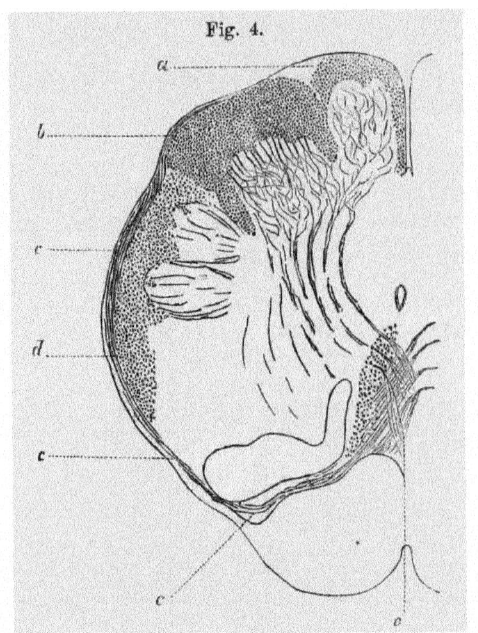

Fig. 4.

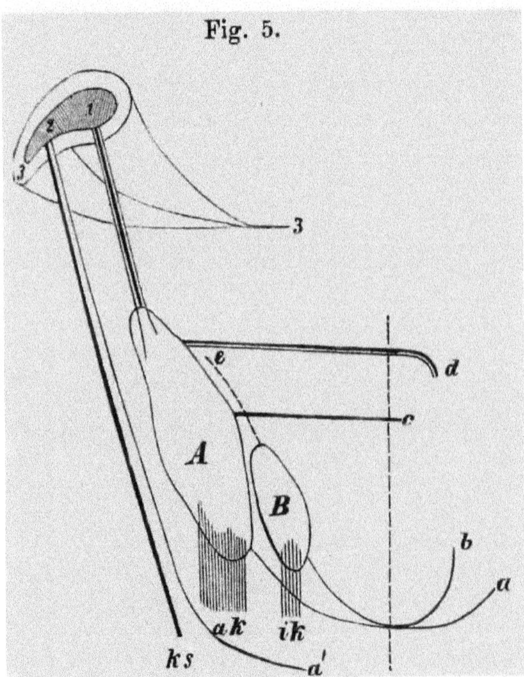

Fig. 5.

23.

23. "Über die Beziehung des Strickkörpers zum Hinterstrang und Hinterstrangskern, nebst Bemerkungen über zwei Felder der Oblongata" (Sobre a Relação entre o Corpo Restiforme e o Núcleo da Coluna Posterior com Observações sobre Dois Campos da Oblonga), *Neurologisches Zentralblatt.* Band 5 (1886). Academia de Medicina de Nova York.

Fig. 4. Secção transversal através da "decussação piramidal superior" (Série II):

a = Resíduo da coluna de Goll.

b = Resíduo da coluna de Burdach

c,c,c = Fibras que vão da decussação piramidal superior até o corpo restiforme.

d = Trato cerebelar lateral.

e = Piramidal superior (decussação do lemnisco).

Fig. 5. Representação esquemática do núcleo da coluna posterior e suas conexões.

A = Núcleo de Burdach.

B = Núcleo de Goll.

1 = Cabeça do corpo restiforme primário.

2 = Cauda do mesmo acima.

3 = Corpo restiforme secundário (sistema olivar)

a = Fibra que vai do sistema de fibras arqueadas inferiores até o corpo restiforme contralateral.

b = Sistema de fibras arqueadas inferiores (decussação piramidal superior) que leva à camada interolivar.

c = Sistema de fibras arqueadas médias.

d = Sistema de fibras arqueadas superiores.

e = Fibras do trato de Goll (*fibrae arcuatae externae*).

Ks = Trato cerebelar lateral.

aK = Trato cuneiforme externo (fibras do braço).

iK = Trato cuneiforme interno (fibras da perna).

Comentário

Neste e no próximo estudo, Freud avançou desde a espinha dorsal até o próprio *cérebro*, e também da célula nervosa individual até *grupos* de células (e os caminhos que os ligam). Simultaneamente, ele fez a mudança do sistema nervoso animal para o *humano*. Nestes desenhos, Freud e seu coautor, L.O. von Darkschewitsch, demonstraram a existência das ligações entre as colunas da espinha posterior e o cerebelo no corpo restiforme. Atualmente fica difícil imaginar, ao ver os alunos de medicina aprendendo a anatomia do tronco cerebral nos livros, que apenas 100 anos atrás pioneiros como Freud estavam laboriosamente identificando estruturas e conexões nesta minúscula, porém altamente complexa, parte do sistema nervoso.

Neste trabalho, a metodologia de Freud novamente foi interessante. Em vez de tentar mapear diretamente as massas de vias fibrosas dentro desta parte densamente compactada do cérebro adulto, ele estudou os padrões muito mais simples do cérebro do feto e da criança, que podem ser mais facilmente visualizados. De forma metódica, ele então rastreou os desenvolvimentos ulteriores através de espécimes cada vez mais maduros. Uma vez mais, fica evidente o compromisso de Freud com as formas evolutivas e desenvolvimentistas do pensamento.

Fig. I.

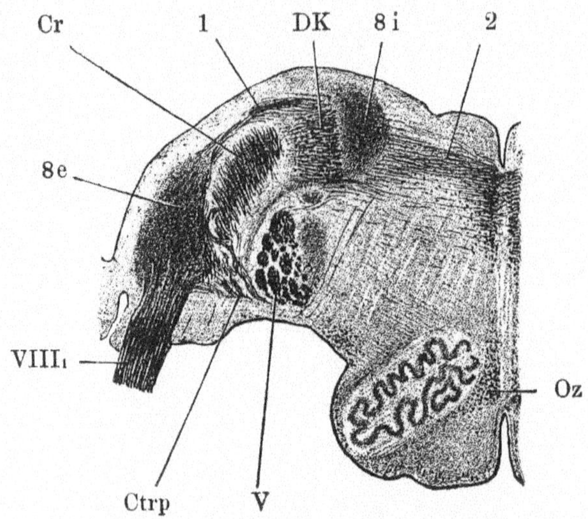
Cr
1
DK
8 i
2
8e
VIII1
Oz
Ctrp
V

Fig. II.

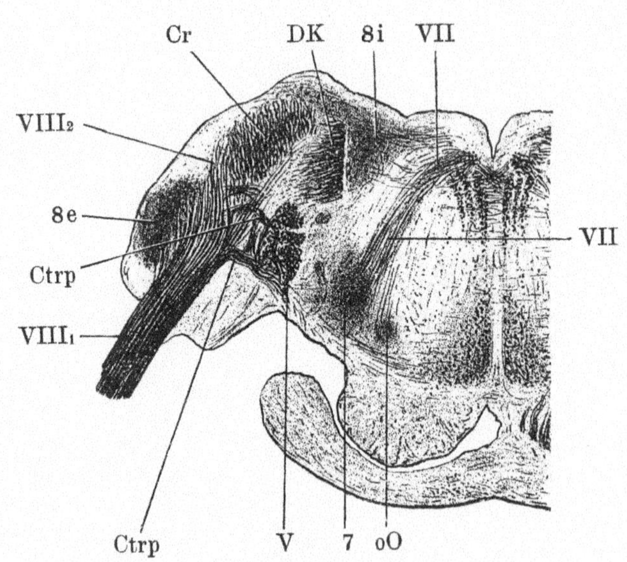
Cr
DK
8i
VII
VIII2
8e
VII
Ctrp
VIII1
Ctrp
V
7
oO

24. "Über den Ursprung des Nervus acusticus" (Sobre a Origem do Nervo Acústico), *Monatsschrift für Ohrenheilkunde sowie für Kehlkopf-, Nasen-, Rachen-Krankheiten. (Neue Folge)* vol. XX, no. 8 (1886), Fig. 1-2. Coleção de Bruce Sklarew, MD, Chevy Chase, Maryland.

Fig. 1. Secção através do nível mais inferior da origem do nervo acústico em um feto humano de 6 meses, tratado com hematoxilina de Weigert:

VIII1 = Primeira porção do nervo auditivo.
8e, 8i = Núcleo externo e interno do nervo acústico.
DK = Núcleo de Deiters.
V = Secção transversal através do quinto nervo.
Cr = Corpo restiforme.
Oz = Camada interolivar.
1 = Fibras acústicas ao redor do corpo restiforme.
2 = Fibras de *8i* que levam ao rafe.
Ctrp = Corpo trapezóide.

Fig. II. Secção superior da mesma série. Aqui o núcleo da facial 7 também é visível, assim como as fibras da raiz deste nervo VII que correm para o joelho do (nervo) facial. VIII2 denota a segunda porção do acústico, que corre ao redor e através do corpo restiforme; *O* é a oliva superior. O restante da legenda é igual à da Fig. I.

Fig. III.

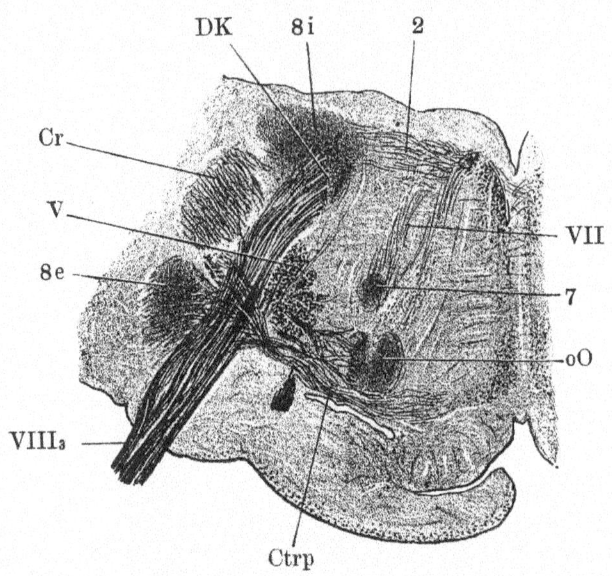

Fig. IV.

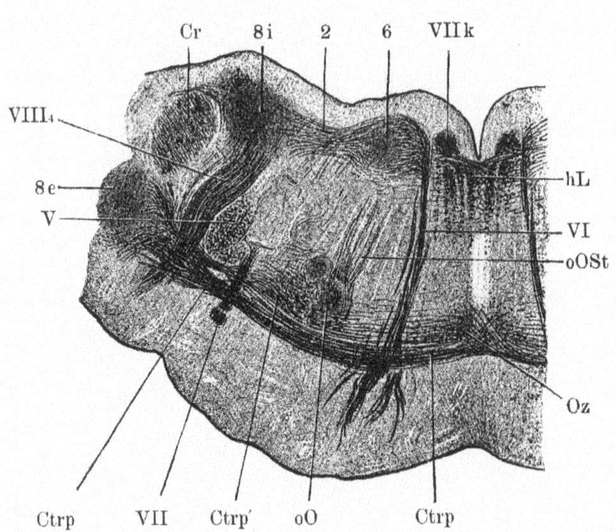

25.

25. "Über den Ursprung des Nervus acusticus" (Sobre a Origem do Nervo Acústico), *Monatsschrift für Ohrenheilkunde sowie für Kehlkopf-, Nasen-, Rachen-Krankheiten. (Neue Folge)* vol. XX, no. 8 (1886), Fig. 3-4. Coleção de Bruce Sklarew, MD, Chevy Chase, Maryland.

A Fig. III ilustra a transição da terceira porção do acústico VIII3 para as fibras do núcleo de Deiters (*DK*). Todas as marcações conforme as anteriores.

Fig IV. Secção através do nível da quarta porção do acústico e do núcleo do (nervo) abducente. (6). *VI* é o (nervo) abducente, *hL* os tratos longitudinais posteriores, VIIk o joelho do facial, *Ctrp* a parte do corpo trapezóide que continua até a oliva superior ipsilateral, *OST* tronco da oliva superior. Outras marcações conforme as anteriores.

Fig. V.

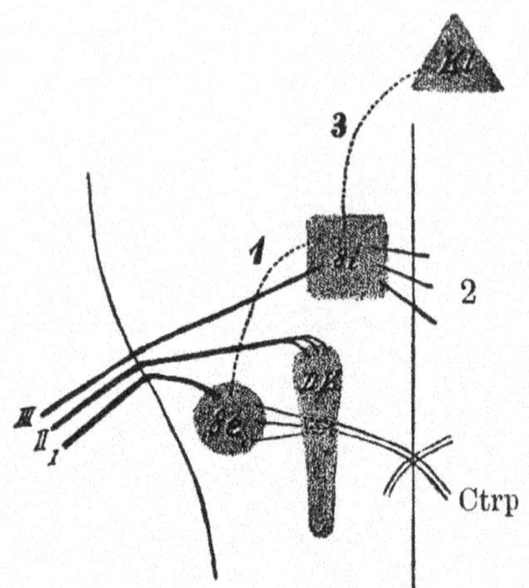

26.

26. "Über den Ursprung des Nervus acusticus" (Sobre a Origem do Nervo Acústico), *Monatsschrift für Ohrenheilkunde sowie für Kehlkopf-, Nasen-, Rachen-Krankheiten. (Neue Folge)* vol. XX, no. 9 (1886), Fig. 5. Coleção de Bruce Sklarew, MD, Chevy Chase, Maryland.

Fig.V. Diagrama esquemático da origem do nervo acústico:

I = A primeira porção, que termina no gânglio acústico *8e*.
II = A terceira porção, que se prolonga nas fibras do núcleo de Deiters.
III = A segunda e a quarta porções do nervo, que terminam no interior do campo acústico (*8i*). Projeções centrais:
Ctrp = Corpo trapezóide.
1 = Fibras que conectam o exterior com o núcleo interior.
2 = Fibras do *8i* para a rafe.
3 = Fibras arqueadas do *8i* para o núcleo do teto contralateral do cerebelo.

Comentário

Nestes desenhos, Freud rastreou a origem e as conexões do nervo auditivo na medula oblonga humana. Novamente, ele estudou espécimes fetais (ver legenda da Fig. I). Com base nestes achados, Freud formulou a teoria de que os núcleos do nervo cranial sensório são homólogos às raízes do nervo posterior da coluna vertebral. Ele trouxe assim uma ordem simples ao que era antes uma região caótica e opaca do cérebro. Este foi o último trabalho de pesquisa anatômica *primária* de Freud. Deste ponto em diante, seus escritos anatômicos se tornam cada vez mais abstratos e *teóricos.*

Muitos anos depois, nas *Novas Conferências Introdutórias à Psicanálise* (1933), olhando retrospectivamente para este período de seu trabalho através das lentes da psicanálise, Freud escreveu:

> Certamente você esperaria que a psicanálise abordasse o tema da ansiedade de uma forma bastante diferente da medicina acadêmica. O interesse nela parece estar centrado principalmente nos caminhos anatômicos ao longo dos quais o estado de ansiedade se instala. Dizem-nos que a medula oblongata é estimulada e o paciente aprende que ele está sofrendo de uma neurose do nervo vago. A medula oblonga é um objeto muito sério e agradável. Eu me recordo bem claramente quanto tempo e trabalho devotei ao seu estudo há muitos anos atrás. Hoje, no entanto, eu devo observar que não conheço nada que pudesse ter menos interesse para

mim, para o entendimento psicológico da ansiedade, do que o conhecimento do caminho dos nervos ao longo dos quais passam suas estimulações.

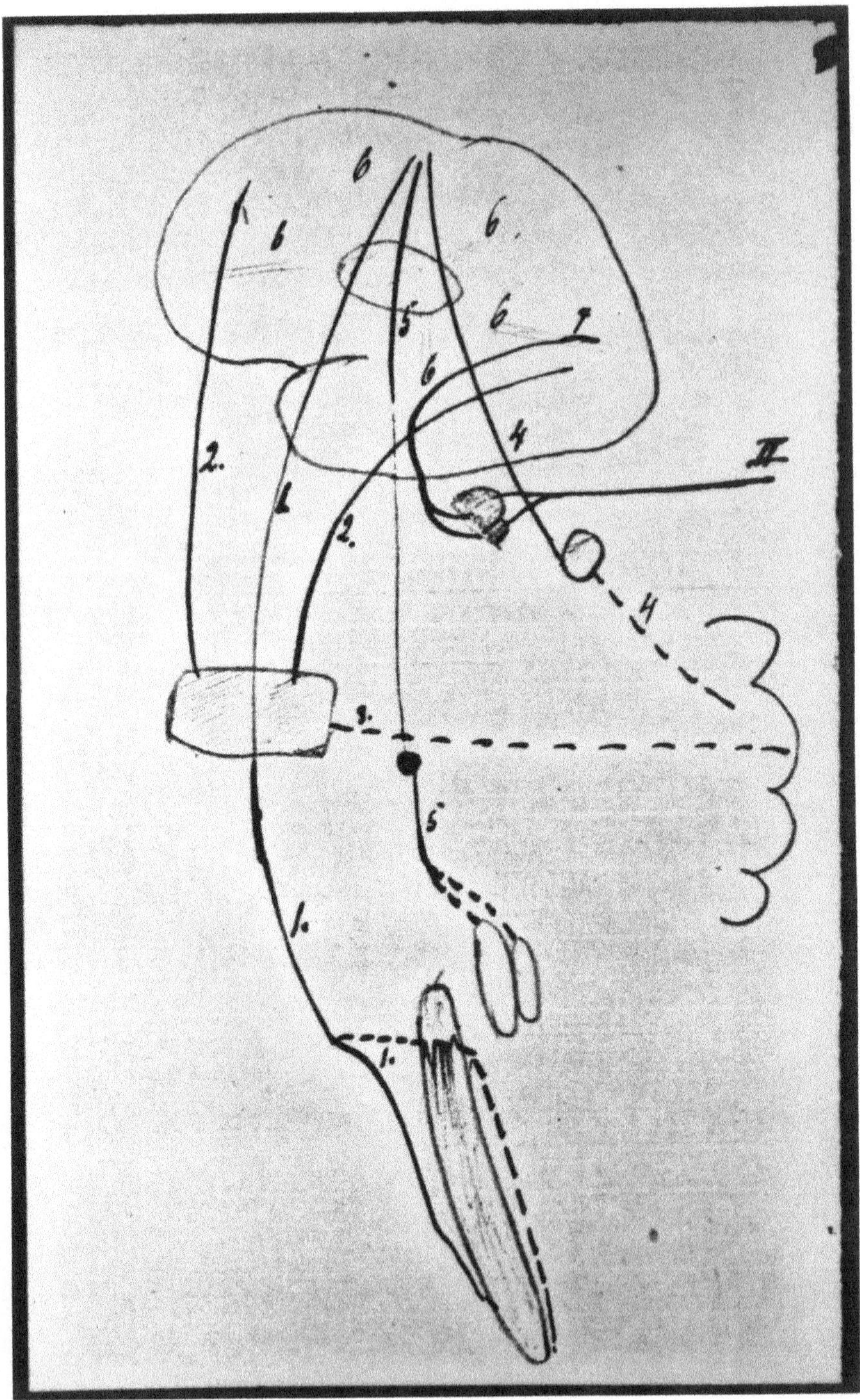

27.

27. *Einleitung in die Nervenpathologie* (Introdução à Neuropatologia) (c. 1886), Fig. 1. Coleção Sigmund Freud, Biblioteca do Congresso (Washington).

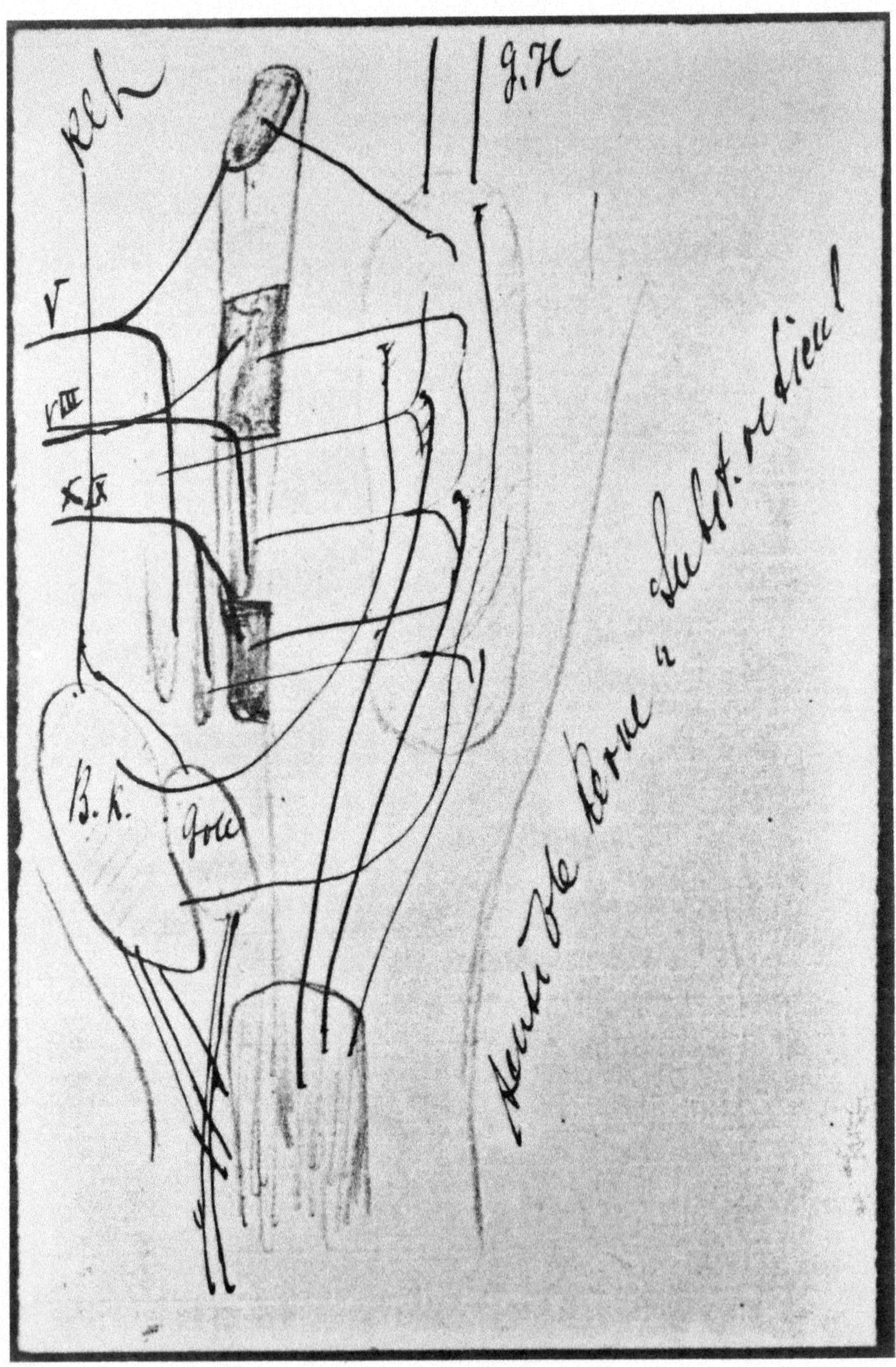

28.

28. *Einleitung in die Nervenpathologie* (Introdução à Neuropatologia) (c. 1886), Fig. 2. Coleção Sigmund Freud, Biblioteca do Congresso (Washington).

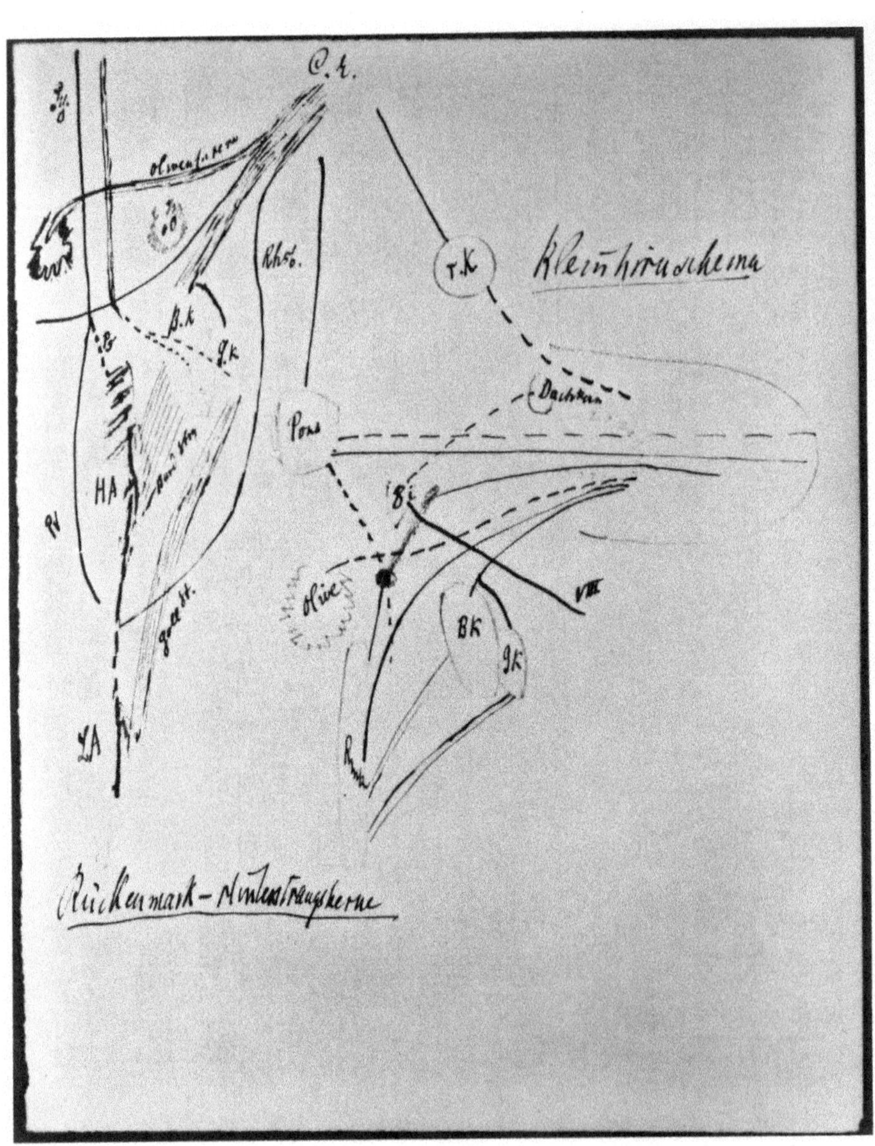
Kleinhirnschema
T.K
Pons
olive
HA
LA
BK
gK
VIII
Rückenmark-Hinterstrangkerne

29.

29. *Einleitung in die Nervenpathologie* (Introdução à Neuropatologia) (c. 1886), Fig. 3. Coleção Sigmund Freud, Biblioteca do Congresso (Washington).

Comentário

Estes desenhos esquemáticos no manuscrito não publicado *Einleitung in die Nervenpathologie* (Introdução à Neuropatologia, por volta de 1886) representam o ponto alto das contribuições teóricas de Freud à neuroanatomia. Eles foram esboçados para um manuscrito não publicado que ele escreveu logo após seu período de estudo em Paris com Jean-Martin Charcot. Nesse manuscrito, Freud forneceu um panorama sucinto da estrutura geral do sistema nervoso humano. Esse panorama incluiu conceitos novos que serviram de base para seu trabalho posterior. A novidade mais importante foi a ideia de que *a periferia do corpo não se projeta sobre o córtex de maneira simples e direta*, como o professor de Freud, Theodor Meyner, havia suposto que acontecesse, e sim ela é *representada* lá. Em outras palavras, a relação entre corpo e córtex não é topológica, porém *funcional.* Este conceito importante foi reafirmado na monografia de Freud de 1891 sobre afasia, como segue:

> Após caminharem através dos núcleos espinhal e subcortical, as fibras que alcançam o córtex cerebral ainda mantêm alguma relação com a periferia do corpo, porém elas não mais trazem uma imagem semelhante topologicamente. Elas contêm a periferia do corpo da mesma forma que um poema contém o alfabeto, em um total rearranjo, servindo a finalidades diferentes, com múltiplas ligações entre os elementos individuais, de tal modo que algumas delas podem ser requisitadas diversas vezes, outras de forma alguma... Relações topográficas são mantidas apenas na medida em que elas se coadunam com as exigências de função.

Não é exagero dizer que essa percepção é o ponto exato no qual a "mente" — aquele aspecto do organismo que representa o corpo não concretamente, porém sim "funcional, abstrata e simbolicamente" — estreou no trabalho científico de Freud. O conceito é repetido explicitamente no estudo de 1893 de Freud sobre "Paralisia orgânica e histérica", em que ele fez a famosa afirmação de que as paralisias histéricas não representam o corpo de uma maneira topologicamente correta; na verdade, elas são "lesões de ideias" (i.e., de representações funcionais). O mesmo conceito foi repetido explicitamente em uma carta a Fliess datada de 6 de dezembro de 1896 (Ilustração 39) e, como veremos, ele se tornou então a base do primeiro modelo da mente verdadeiramente psicanalítico de Freud (Ilustração 40).

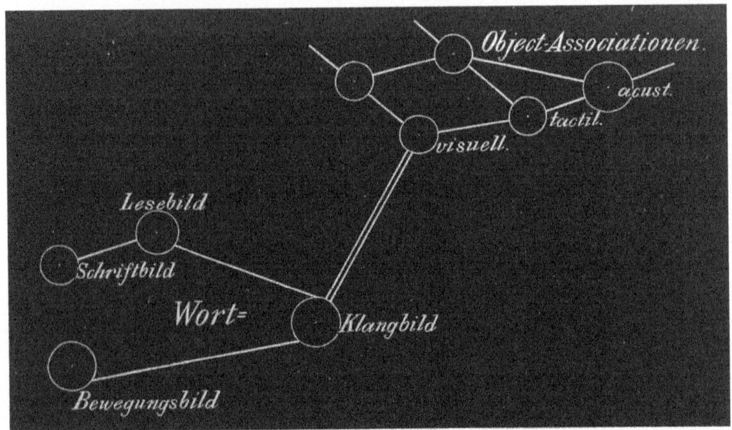
Object-Associationen.
acust.
tactil.
visuell.
Lesebild
Schriftbild
Wort=
Klangbild
Bewegungsbild

Fig. 8

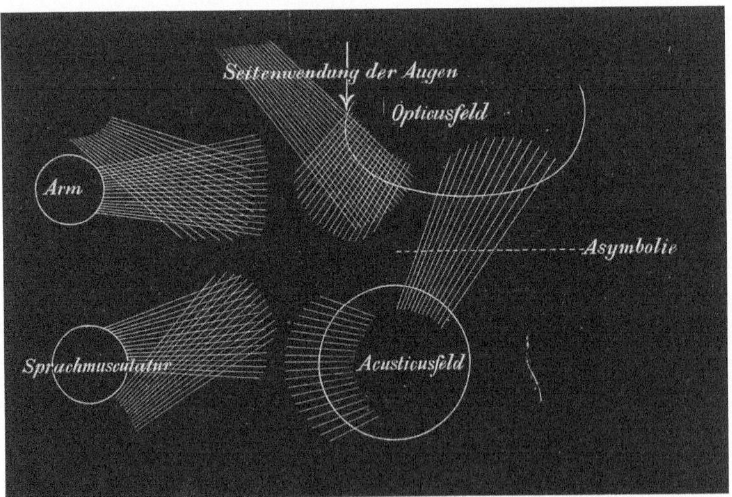
Seitenwendung der Augen
Opticusfeld
Arm
Asymbolie
Sprachmusculatur
Acusticusfeld

Fig. 9

30. *Zur Auffassung der Aphasien* (Sobre a Afasia) (Leipzig, Wien: Franz Deuticke, 1891). Fig. 8 e 9. Coleção de Bruce Sklarew, MD, Chevy Chase, Maryland.

Fig. 8. Diagrama psicológico da apresentação de palavras.

A apresentação de palavras é mostrada como um complexo fechado enquanto a apresentação de objetos como um tipo aberto. A apresentação de palavras não é ligada à apresentação de objetos por todos os seus elementos constituintes, mas apenas pela sua imagem sonora. Entre as associações de objetos, as visuais são as que representam o objeto, da mesma forma que a imagem sonora representa a palavra. Não estão indicadas outras conexões, que não as visuais, ligando a imagem sonora da palavra com as associações do objeto.

Fig. 9. Diagrama anatômico do campo de associação da linguagem.

Explicação da aparição dos centros de linguagem. Os campos corticais da musculatura acústica, ótica, do braço e articulatória são ilustrados em diagramas por círculos; os caminhos de associação que se estendem deles até o interior do campo de linguagem são representados por feixes que irradiam. Os pontos nos quais os últimos são cruzados por feixes desconectados de suas regiões (contralaterais) de origem se tornam "centros" para os elementos associativos em questão. As conexões bilaterais do campo acústico não foram indicadas, em parte para evitar que a figura se tornasse confusa, e em parte devido à incerteza que cerca a relação entre o campo auditivo e o centro auditivo da linguagem. A divisão espacial das conexões com o campo ótico em dois feixes permite ainda a consideração de que os movimentos oculares são requisitados de uma forma especial nas associações de leitura.

Comentário

Após ter se afastado de um modo de pensar concretamente anatômico e entrar no universo das representações funcionais, Freud voltou sua atenção para o campo da neuro*psicologia*. Ele começou com o problema de como se organiza a linguagem no cérebro. A Fig. 8 é o primeiro desenho de Freud de uma entidade puramente psicológica: a "apresentação das palavras" (em contraste com as "apresentações dos objetos"). Os alunos de psicanálise reconhecerão essas entidades teóricas, que continuaram a desempenhar um papel importante nas conceitualizações posteriores de Freud sobre a mente e seu funcionamento.

O papel especial atribuído à "imagem sonora" neste desenho também persistiu nos escritos posteriores de Freud. Considere a seguinte passagem de *O Ego e o Id* (1923):

> Resíduos verbais são produzidos em primeiro lugar a partir de percepções auditivas, de forma que o sistema *Pcs*. tem, por assim dizer, uma fonte sensória especial. Os componentes visuais das apresentações de palavras... podem, para começar, ser deixados de um lado; o mesmo pode se dar com as imagens motoras das palavras... Em sua essência, uma palavra é no fundo um resíduo mnemônico de uma palavra que foi ouvida.

Freud acreditava que a origem auditiva da linguagem conferia a ela a qualidade concreta, perceptual, necessária para que as associações se tornassem *conscientes*. Poder-se-ia dizer, portanto, que esse desenho introduziu a base conceitual fundamental da "cura pela palavra", a saber, o mecanismo pelo qual processos inconscientes podem ser trazidos à consciência.

Ele também atribuiu um papel especial ao elemento auditivo da linguagem em sua conceitualização da gênese do *superego* (*O Ego e o Id,* 1923), e aos processos pelos quais as atividades do superego internalizado se tornam pensamentos conscientes ou alucinações.

A Fig. 9 parece representar um diagrama anatômico, para complementar o esquema psicológico retratado na Fig. 8; mas, comparando-a com os desenhos anatômicos anteriores de Freud, fica claro que na realidade ela é um diagrama funcional. Freud nunca mais se preocuparia novamente com a estrutura concreta do cérebro. Desse ponto em diante sua abordagem será sempre *funcional* e *dinâmica*. Considere a seguinte passagem de *A Interpretação dos Sonhos* à luz deste desenho:

> Ideias, pensamentos e estruturas psíquicas em geral nunca devem ser vistas como localizadas *em* elementos orgânicos do sistema nervoso, porém, como se diz, *entre* eles, em que resistências e facilitações fornecem os correspondentes correlatos. Tudo que pode ser um objeto de nossa percepção interna é *virtual*, como a imagem produzida em um telescópio pela passagem dos raios de luz.

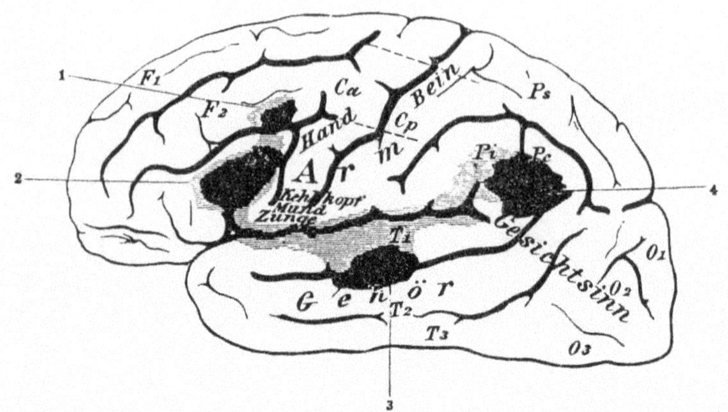
1
2
3
4
F1
F2
Ca
Cp
Hand
Bein
Arm
Kehlkopr
Mund
Zunge
Ps
Pi
Pc
Gesichtsinn
T1
T2
T3
Gehör
O1
O2
O3

31.

31. Diagrama de áreas nas quais um dano produz importantes distúrbios de linguagem, em *Diagnostisches Lexikon für praktische Ärzte.* Band 1. Berlin, Wien, Urban and Schwarzenberg (1893).

As áreas hachureadas correspondem ao campo da linguagem e à porção escurecida, aos assim chamados centros de linguagem:

1. a região na qual lesões evocam agrafia (zona fronteiriça adjacente ao centro da mão);

2. área de Broca, onde lesões causam a(fasia) motora (ao longo dos centros para a musculatura vocal e da laringe);

3. área de Wernicke, onde lesões produzem surdez às palavras (ao longo do campo terminal do acústico, ou no mínimo uma parte daquele);

4. a região onde lesões causam alexia (imediatamente ao longo do centro cortical da visão).

Uma larga parte do *campo central de linguagem* fica nas profundezas da fissura Silviana.

Comentário

Este é o único desenho neurológico *clínico* (ou *neuropatológico*) de Freud, em que foram identificadas as quatro áreas do cérebro em que um dano produz importantes distúrbios de linguagem. Essas áreas anatômicas podem ser mapeadas até as zonas e elementos funcionais que Freud havia identificado nas Fig. 8 e 9 (Ilustração 30). A distinção entre aquelas imagens (funcionais) e estas (anatômicas) coincide com uma distinção teórica importante que Freud traçou em seus estudos neuropsicológicos deste período: é possível *localizar* lesões anatomicamente, mas não se pode dizer o mesmo a respeito das funções. Esta foi a premissa fundamental sobre a qual, com o tempo, ele migrou do terreno neurológico clínico para o terreno puramente psicológico. A localidade psíquica é uma localidade funcional (ver Ilustração 38). Além disso, as localidades funcionais associadas com distúrbios *neuróticos*, diferentemente dos neurocognitivos, não podem ser mapeadas até as áreas anatômicas com base nos estudos de lesão. Faz parte da definição das neuroses a noção de que elas não são causadas por lesões estruturais do cérebro. Neuroses são distúrbios funcionais do sistema nervoso. Porém elas existem e são distúrbios do sistema *nervoso,* apesar de tudo. Portanto, Freud teve que lidar com elas, gostando ou não.

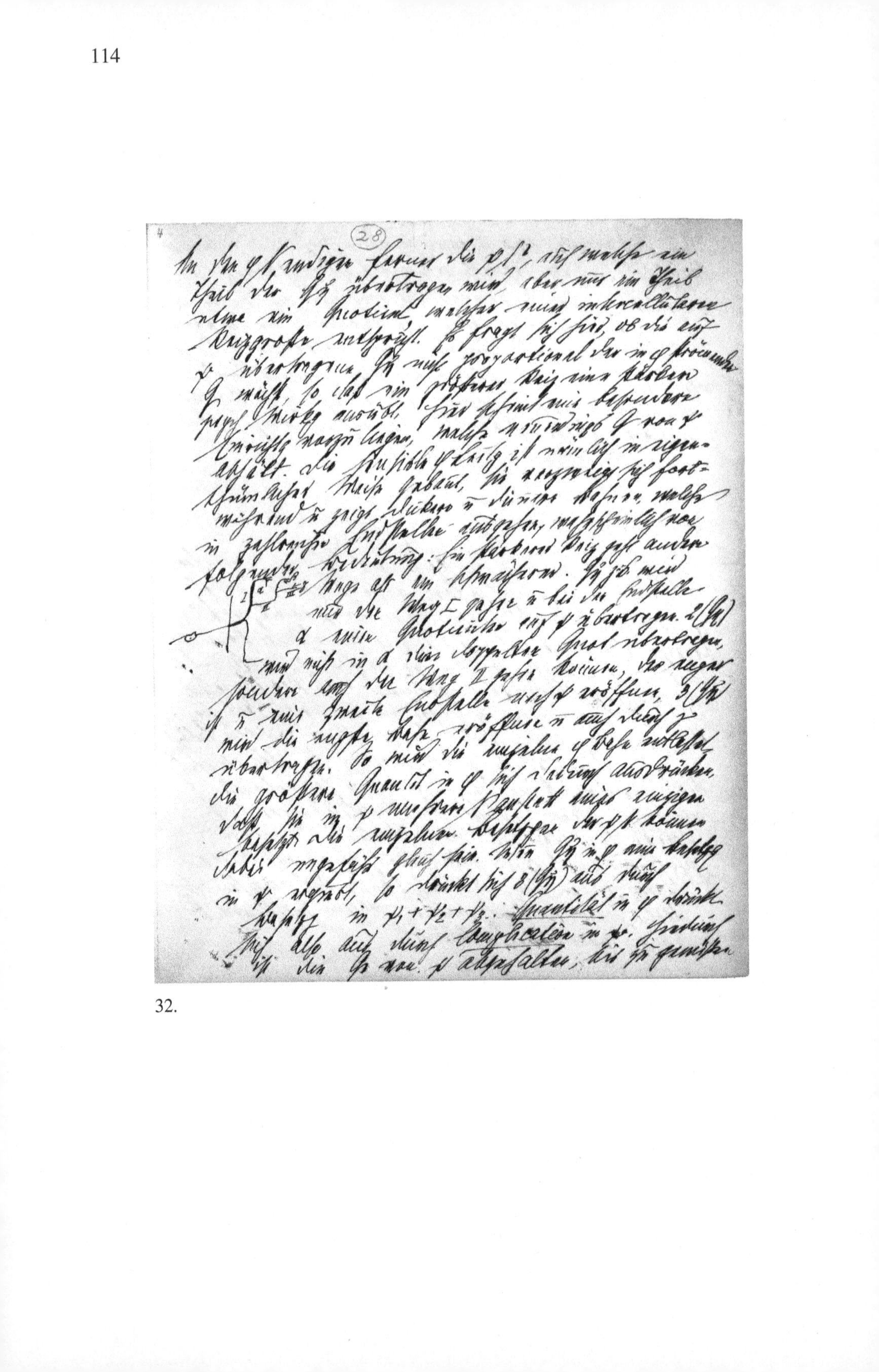

32.

32. *Entwurf einer Psychologie* (Projeto para uma Psicologia Científica), manuscrito de 1895. Coleção Sigmund Freud, Biblioteca do Congresso (Washington).

Extraído do texto de Freud:

> "*Quantidade em phi* é expressa por *complexidade* em *psi*."

Comentário

O *Projeto* e a correspondência com Fliess continham as tentativas finais de Freud de conceituar as funções da mente em termos neurológicos. Os mecanismos neurológicos inferidos por ele em seus estudos clínicos com pacientes neuróticos eram, no entanto, quase que inteiramente conjecturais. Isto se devia ao fato de que os complexos processos mentais envolvidos não podiam ser mapeados nem pela neuroanatomia (devido à ausência de lesões) e nem pela fisiologia (devido à falta de métodos apropriados). A necessidade consequente de teorizar com base em "imaginações, transposições e conjecturas" (*Projeto para uma Psicologia Científica*, 1895) exerceu um papel central no subsequente abandono, por parte de Freud, das imagens *neuro*psicológicas em favor das *meta*psicológicas — ou seja, das puramente funcionais (Ilustrações 40-46).

O desenho esquemático abaixo, à esquerda, é dividido verticalmente em duas seções: a metade esquerda, que contém o corpo celular de um neurônio, é parte do sistema *phi* (perceptual) do cérebro; e a metade direita, que contém os ramos terminais de seu axônio, integra o sistema psi (memória). O desenho retrata a inferência por Freud de que energias *phi* estão distribuídas de forma ampla no sistema psi, protegendo-o de estímulos excessivos. Este precursor de sua conhecida teoria psicológica, segundo a qual processos mentais internos requerem um *escudo protetor contra estímulos externos*, tem paralelos interessantes com sua teoria anatômica, que reza que processos representacionais são causados pela natureza indireta da relação entre elementos periféricos e centrais dentro do sistema nervoso (Ilustração 27).

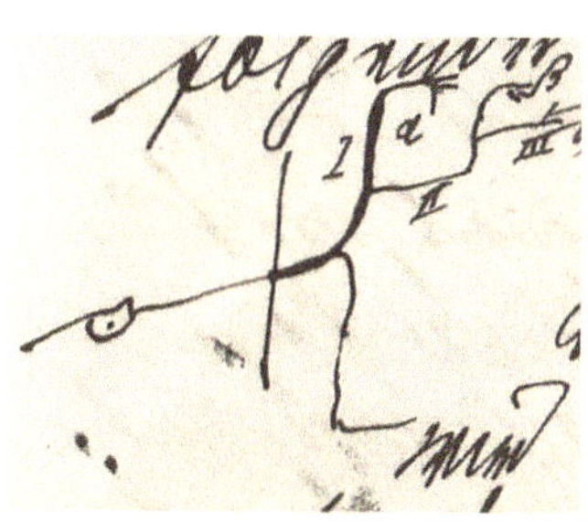

32. Detalhe

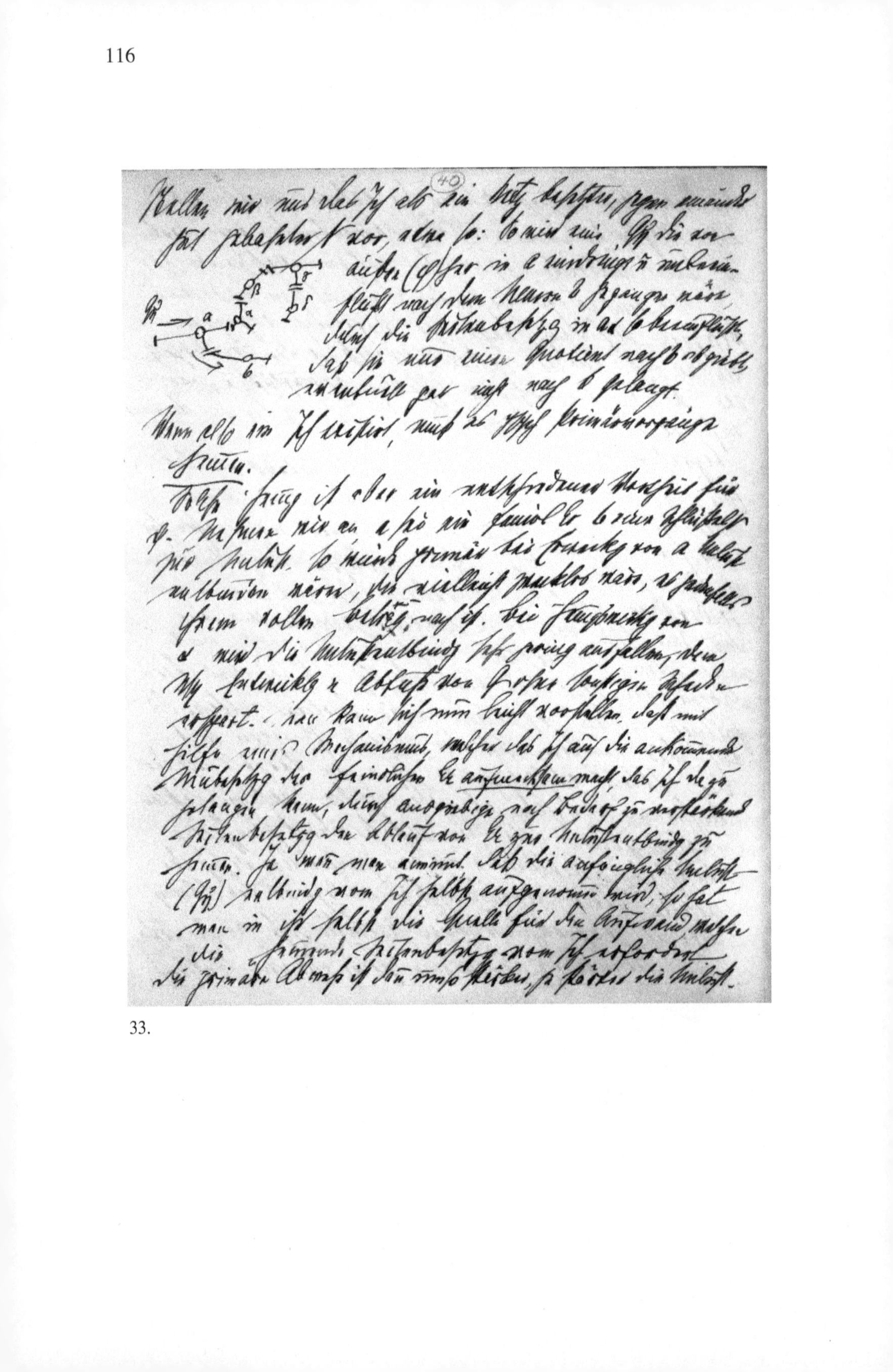

33.

33. *Entwurf einer Psychologie* (Projeto para uma Psicologia Científica), manuscrito de1895. Coleção Sigmund Freud, Biblioteca do Congresso (Washigton).

EXTRAÍDO DO TEXTO DE FREUD:

"Uma catexia "lateral", dessa forma, age como *uma inibição sobre a passagem de quantidade"*.

Comentário

Este desenho famoso (à esquerda e abaixo) retrata outra forma pela qual Freud imaginava neurônios psi lidando com uma ameaça de estimulação excessiva, ou seja, através da inibição. Através de um mecanismo chamado de "catexia lateral", Freud imaginava que a energia poderia ser inibida ao ser desviada dos neurônios psi (mnemônicos), os quais, caso ativados, gerariam sentimentos de desprazer (devido a suas conexões associativas).

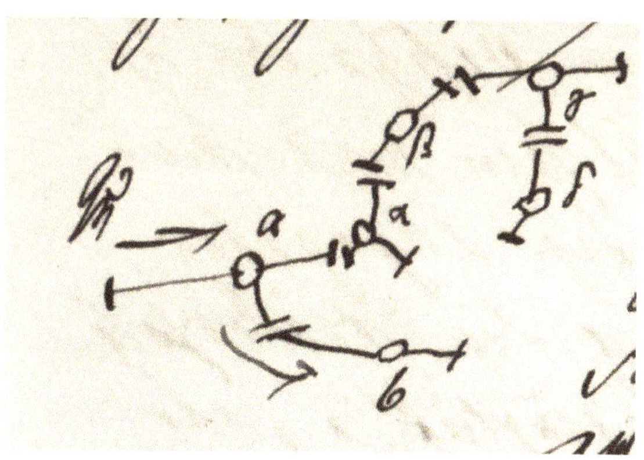

33. Detalhe

(62)

Das Traumbewußtsein.

Das Bewußtsein der Traumvorstellung ist vor Allem ein discontinuirliches, es ist nicht ein ganzer Ablauf bewußt worden, sondern nur einzelne Stationen, dazwischen liegen unbewußte Mittelglieder, welche man mit Leichtigkeit im Wachen auffindet. Forscht man nach den Gründen dieses Überspringens, so zeigt sich folgendes: Es sei A eine bewußt gewordene Vorstellung, sie führe zu B; anstatt B findet sich aber C im Bewußtsein, und zwar weil es auf dem Wege zwischen B und gleichzeitig vorhandener D Besetzung liegt.

Es ergibt sich also eine Ablenkung durch eine gleichzeitige, anders geartete Besetzung, welche übrigens nicht bewußt ist.
Es hat sich also daran C dem B substituirt, während B der Gedankenverbindung, der Wunscherfüllung besser entspricht.

z. B.

R. hat der A. eine Injektion von Propyl gemacht, dann sehe ich vor mir Trimethylamin sehr lebhaft, halluciniere es als Formel. Erklärung: Der gleichzeitig vorhandene Gedanke ist die sexuelle Natur von A.'s Krankheit. Zwischen diesem Gedanken und dem Propyl gibt es eine Association in der Sexualchemie, die ich mit W. Fl. besprochen, wobei er mir das Tr.meth.amin hervorgehoben. Dies nun wird bewußt durch beiderseitige Förderung.

34.

34. *Entwurf einer Psychologie* (Projeto para uma Psicologia Científica), manuscrito de 1895. Coleção Sigmund Freud, Biblioteca do Congresso (Washington).

EXTRAÍDO DO TEXTO DE FREUD:

"Ligações inconscientes intermediárias".

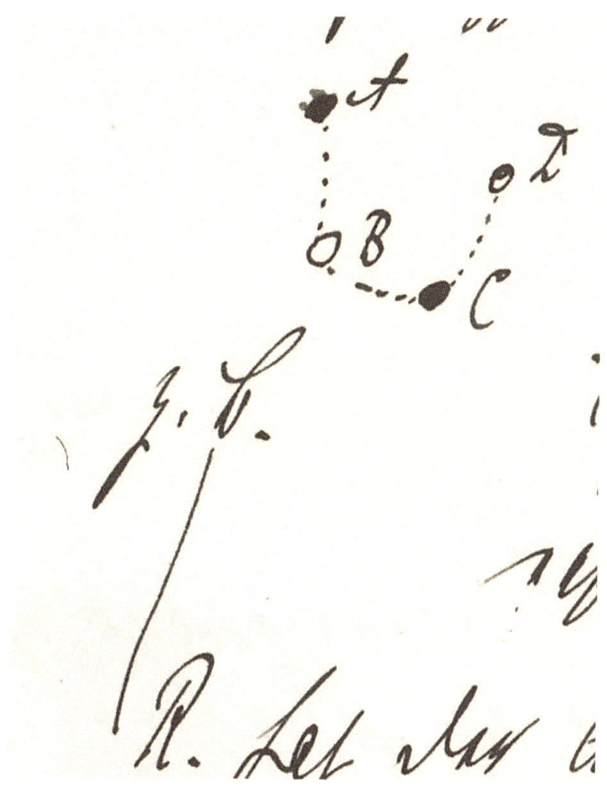

34. Detalhe

(75)

Erinnerung erweckt, was sie damals gewiss nicht konnte, eine sexuelle Entbindung, die sich in Angst umsetzt. Mit dieser Angst fürchtet sie, die Commis könnten das Attentat wiederholen u. läuft davon.

Es ist ganz sicher gestellt, dass hier 2 Arten von Vorgängen durcheinandergehen, dass die Erinnerung an Scene II (Greissler) in einem anderen Zusammenhang geschah als das Andere. Der Hergang lässt sich folgendermassen darstellen:

Hier sind die schraffierten V Wahrnehmungen, die auch erinnert wurden. Dass die Sexualentbindung auch zum Bewusstsein kam, beweist die sonst unverständliche Idee, der lachende Commis habe ihr gefallen. Der Schluss, nicht allein im Laden zu bleiben wegen Attentatsgefahr ist ganz correct gebildet mit Rücksicht auf alle Stücke des Associationsvorgangs. Allein von dem (unten dargestellten) Vorgang ist nichts zum Bewusstsein gekommen als das Stück Kleider und das mit Bew. arbeitende Denken hat aus dem vorhandenen Material (Commis, Lachen, Kleider, Sexualempfindung) zwei falsche Verknüpfungen gebildet, dass sie wegen ihrer Kleider ausgelacht worden und dass der eine Commis ihr sexuell Gefallen erregt hat.

Der ganze Complex (licht gestrichelt) ist im Bew. vertreten durch die eine Vorstellung Kleider, offenbar die harmloseste.

35.

35. *Entwurf einer Psychologie* (Projeto para uma Psicologia Científica), manuscrito de 1895. Coleção Sigmund Freud, Biblioteca do Congresso (Washington).

Comentário

Estes desenhos (Ilustrações 34 e 35) retratam respectivamente um sonho e uma memória traumáticos. Os pontos pretos representam associações que geram percepção *consciente*; os que estão em branco são ligações intermediárias *inconscientes*. É notável que Freud não mais necessita do detalhe anatômico para retratar os mecanismos funcionais que sustentam tais processos complexos.

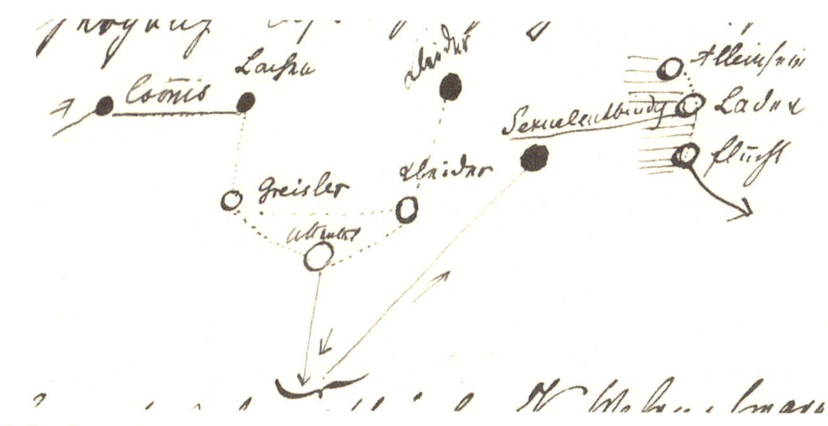

35. Detalhe

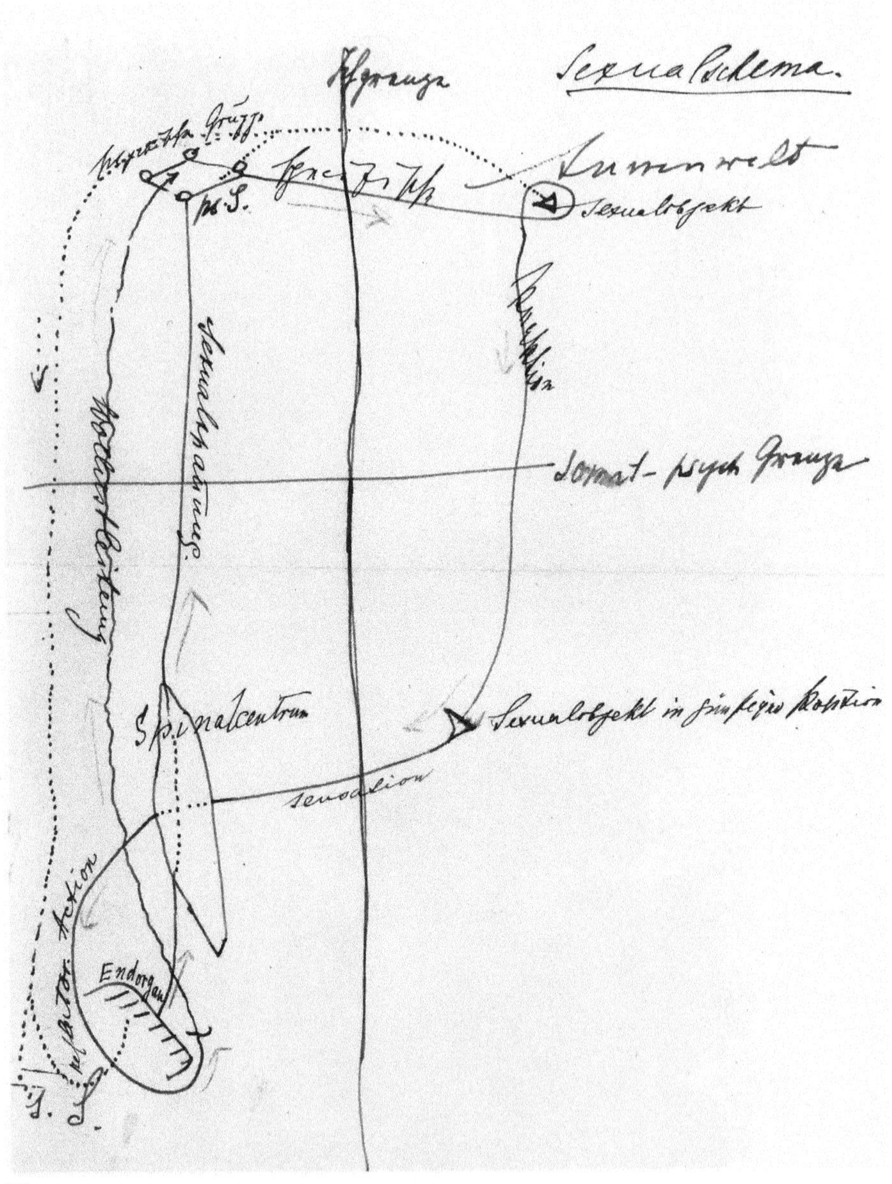
Sexualschema.
Ichgrenze
Aussenwelt
Sexualobjekt
Sexualspannung
Somat.-psych. Grenze
Spinalcentrum
Sexualobjekt in günstiger Position
sensation
reflector. Action
Endorgan

36.

36. Carta para Wilhelm Fliess, 17 de dezembro de 1894. Coleção Sigmund Freud, Biblioteca do Congresso (Washington).

Comentário

O desenho à esquerda e aqueles das páginas seguintes (Ilustrações 37-39) são diagramas esquemáticos da relação entre diversos estados de espírito normais e patológicos e a fisiologia sexual. Esses desenhos são as penúltimas tentativas de Freud de retratar os mecanismos neurológicos que subjazem aos processos mentais. Os desenhos descrevem relações teóricas que ele havia inferido entre a sexualidade e diversos estados de espírito.

verwandelt sich daher bei niedrigem Stand von E leicht in Mel. ps G sind sich ihr wenig widerstandsfähig. Sie bleibt der formell unreife Typus der Libido und die anästhetischen anspruchsvoll- ... Frauen setzen nur diesen Typus fort.

γ). weil die Frauen so häufig ohne Liebe d.i. mit geringer s. S. und E-Spannung zum Geschlechtsakt schreiten, hinterher die ... Unlust bleiben ab.

Der niedrige Stand von Spannung in E scheint die Hauptdisposition für Mel. zu enthalten. Bei solchen Personen nehmen alle Neurosen leicht das ~~...~~ mel. Gepräge an. Während also die potenten Personen leicht Angstneurosen bekommen, neigen die Impotenten zur Melancholie.

VI. Wie kann man sich nun Wirkungen der Melanch. erklären?

Beste Schilderung: Psychische Hemmung mit Triebverarmung u. Schmerz darüber.

Man kann sich vorstellen, wenn ps. G. sehr stark an Erregungsgröße verliert, bildet sich gleichsam eine Einziehung im Psychischen, die auf die anstoßenden Erregungsgrößen saugend wirkt. Die associirten Neurone müssen ihre Erregung abgeben, was Schmerz erzeugt. Die Lösung von Associationen ist immer schmerzlich. Es tritt hier durch innere Verblutung entsteht eine Verarmung an Erregung, an freiem Vorrath, die sich an den andern Trieben u. Leistungen kund giebt. Als Hemmung wirkt diese Einziehung wie eine Wunde (siehe Theorie des phys. Schmerzes) analog dem Schmerz. Gegenstück dazu wäre die Manie, wo sich die überquellende Erregung allen associirten Neuronen mittheilt.

ps G

Spannung

E

s. S.

E

Hier ergiebt sich eine Ähnlichkeit mit Neurasth. Bei Neur. entsteht ganz ähnliche Verarmung, indem Erregung gleichsam durch ein Loch ausrinnt. Dort aber ist es die s. S., die ... ausgepumpt; bei Mel. ist das Loch im Psychischen. Die neurast. Verarmung kann aber sich auch auf ps. übergreifen. Die Erscheinungen sind auch wirklich so ähnlich, daß man manche Fälle sorgfältig sondern muß.

37. Carta para Wilhelm Fliess, 17 de dezembro de 1894. Coleção Sigmund Freud, Biblioteca do Congresso (Washington).

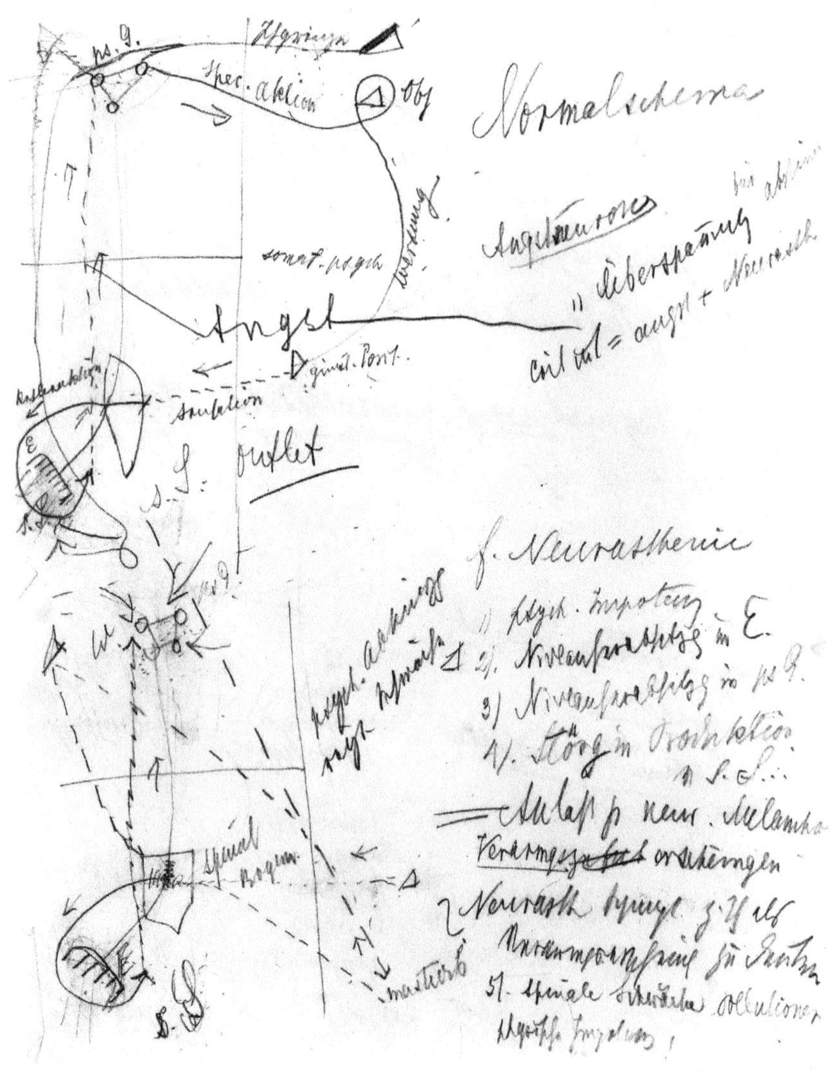
ps. G.
Spec. Aktion
Obj
Normalschema
Angstneurose
Angst
Neurasthenie
E.
ps. G.
masturb.

38.

38. Carta para Wilhelm Fliess, 17 de dezembro de 1894. Coleção Sigmund Freud, Biblioteca do Congresso (Washington).

W — Wz I — Ub II — Vb III — Bew

W sind Neurone, in denen die Wahrnehmungen entstehen, woran sich Bewußtsein knüpft, die aber an sich keine Spur des Geschehenen bewahren. Bewußtsein und Gedächtnis schließen sich nämlich aus.

Wz ist die erste Niederschrift der Wahrnehmungen, des Bewußtseins ganz unfähig, nach Gleichzeitigkeitsassociationen gefügt.

Ub (Unbewußtsein) ist die zweite Niederschrift, nach anderen etwa Causalbeziehungen angeordnet. Ubspuren würden etwa Begriffserinnerungen entsprechen, ebenfalls dem Bewußtsein unzugänglich.

Vb (Vorbewußtsein) ist die dritte Umschrift, an Wortvorstellungen gebunden, unserem offiziellen Ich entsprechend. Aus diesem Vb werden die Besetzungen nach gewissen Regeln bewußt, und zwar ist dieses sekundäre Denkbewußtsein ein der Zeit nach nachträgliches, wahrscheinlich an die halluc. Belebung von Wortvorstellungen geknüpft, so daß die Bew-Neurone wieder W-Neurone und an sich ohne Gedächtnis wären.

Wenn ich die psycholog. Charactere des Wahr... 3 Niederschriften vollständig angeben könnte, hätte ich damit eine neue Psychologie beschrieben. Etwas Material hiefür liegt vor, aber es ist jetzt nicht meine Absicht.

39.

39. Carta para Wilhelm Fliess, 6 de dezembro de 1896. Coleção Sigmund Freud, Biblioteca do Congresso (Washington).

W = Percepção.
Wz (I) = Indicações de percepção.
Ub (II) = Inconsciente.
Vb (III) = Pré-consciente.
Bew = Consciente.

Comentário

Este desenho no alto da Ilustração 39 (uma descrição altamente esquemática das relações funcionais entre sistemas de neurônios) é o último desenho *neuro*psicológico de Freud. O diagrama antecipa diretamente a descrição *meta*psicológica das mesmas relações funcionais que ele estabeleceu quatro anos mais tarde na *Interpretação dos Sonhos* (1900). A continuidade entre este diagrama e o seu subsequente metapsicológico (Ilustração 40) fica evidente. Sua origem, em seus últimos escritos anatômicos teóricos por volta de 1886 (Ilustrações 27-29) também fica aparente em sua carta a Fliess que acompanhou o desenho:

> O que é essencialmente novo em minha teoria é a tese de que a memória está presente não uma, mas diversas vezes seguidas, de que ela fica registrada em diversas espécies de "signos". (Eu postulei um tipo semelhante de rearranjo algum tempo atrás, em meu estudo sobre afasia, para os caminhos que vêm da periferia.) Eu não sei dizer quantos desses registros pode haver: no mínimo três e provavelmente mais. Eu exemplifiquei isso no seguinte desenho esquemático, o qual pressupõe que as diferentes transcrições também são separadas (embora não necessariamente quanto à topografia) em relação aos neurônios que são seus veículos. Esta pressuposição pode não ser essencial, contudo é a mais simples e é provisoriamente admissível.

A separação "não necessariamente topográfica" entre os diferentes sistemas de neurônios a que Freud se refere é *temporal* (e não espacial). O desenho, portanto, retrata uma sucessão de conexões funcionais, e não uma estratificação anatômica. No texto que o acompanha, Freud afirma que a *repressão* consiste em um fracasso na retranscrição entre os sistemas Inconsciente e o Pré-consciente-Consciente. Após este desenho, Freud abandonou toda especulação sobre os substratos fisiológicos de tais processos mentais complexos.

Fig. 1.

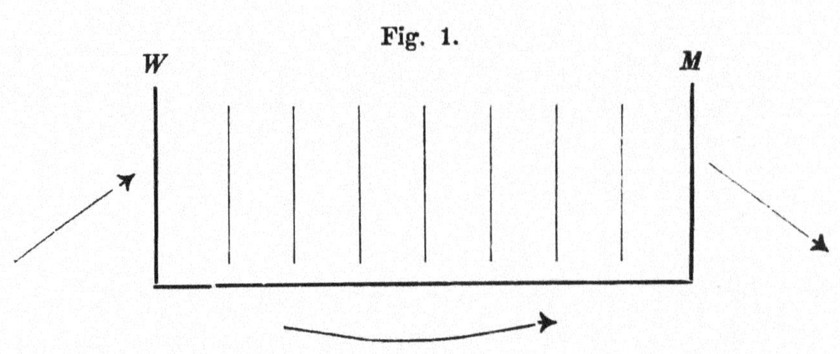

Fig 2.

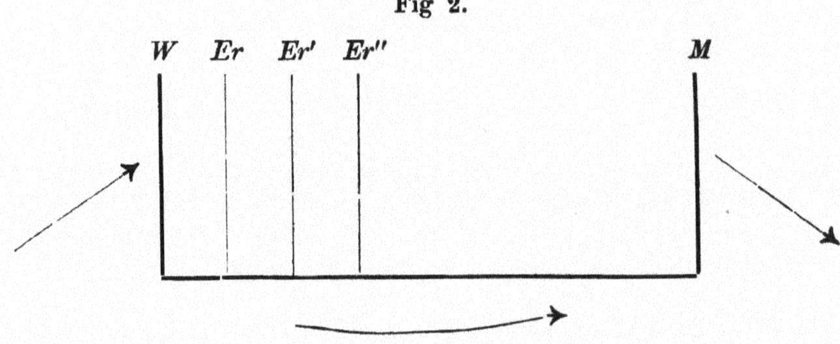

Fig. 3.

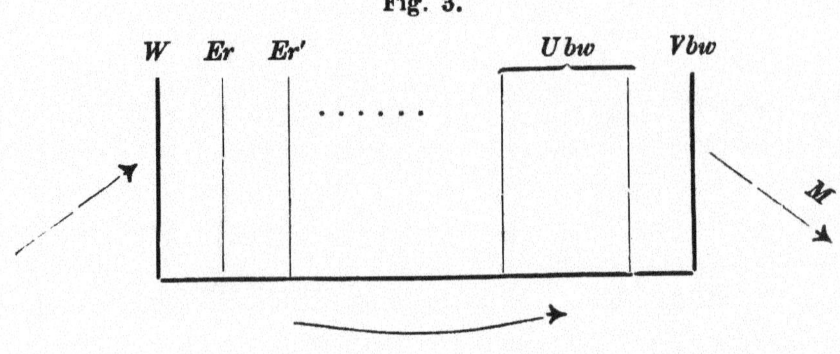

40.

40. *Die Traumdeutung* (A Interpretação dos Sonhos), (Leipzig und Wien: Franz Deuticke, 1900). Figs. 1-3. Coleção de Bruce Sklarew, MD, Chevy Chase, Maryland.

W = Sistema perceptivo.
Er, Er', Er'' = Sistemas de memória.
Ubw = Sistema Inconsciente.
Vbw = Sistema pré-consciente.
M = Sistema motor.

Extraído do texto de Freud:

O que se apresenta aqui é a ideia de *localidade psíquica*. Eu desconsiderarei inteiramente o fato de que o aparelho mental com o qual estamos preocupados seja também conhecido na forma de uma preparação anatômica, e evitarei com todo cuidado a tentação de determinar localidade psíquica em qualquer forma anatômica. Permanecerei no terreno psicológico, e proponho simplesmente seguir a sugestão de que devemos retratar o instrumento que realiza nossas funções mentais como se ele se assemelhasse a um microscópio composto ou a um aparelho fotográfico, ou algo do tipo. Com base nisso, localidade psíquica corresponderá a um ponto dentro do aparelho em que cada um dos estágios preliminares de uma imagem se constituirá. No microscópio e no telescópio, como sabemos, isso ocorre em parte em pontos ideais, regiões nas quais não está situado nenhum componente tangível do aparelho. Não vejo necessidade alguma de nos desculparmos pelas imperfeições desta ou de qualquer imagem mental semelhante. Analogias deste tipo apenas pretendem ajudar-nos em nossas tentativas de tornar as complicações do funcionamento mental inteligíveis, dissecando a função e atribuindo seus diferentes constituintes a diferentes partes componentes do aparelho. Até onde sabemos, até este momento não foi feito o experimento de se usar este método de dissecção com a finalidade de investigar a forma pela qual o instrumento mental é montado, e não vemos nenhum mal nisso. Estamos justificados, a meu ver, em dar rédea livre a nossas especulações, contanto que mantenhamos a frieza de nosso julgamento e não cometamos o erro de tomar os andaimes como se fossem o prédio. E uma vez que, em nossa primeira abordagem a algo desconhecido, tudo de que precisamos é a ajuda de ideias provisórias, eu darei preferência em primeira instância à hipótese da descrição mais rudimentar e mais concreta.

Assim, retrataremos o aparelho mental como um instrumento composto, cujos componentes daremos o nome de "agências", ou (para uma maior clareza) "sistemas". Deve-se antecipar, a seguir, que esses sistemas podem talvez ficar em uma relação espacial regular um com o outro, do mesmo jeito como diversos sistemas de lentes são colocados um atrás do outro dentro de um telescópio. Falando de maneira estrita, não há necessidade alguma da hipótese de que os

> sistemas psíquicos sejam de fato arranjados em uma ordem *espacial*. Seria suficiente se ficasse estabelecida uma ordem fixa pelo fato de que, em um dado processo psíquico, a excitação passa através dos sistemas em uma seqüência *temporal* determinada.

Comentário

A diferença entre o desenho da Ilustração 39 e a Fig. 3 na Ilustração 40 é mínima; no entanto, o desenho da Ilustração 40 é famoso por ser a primeira representação diagramática de Freud do aparelho mental como uma entidade *puramente psicológica*. Visto no contexto dos desenhos anteriores, fica aparente que a mudança decisiva no pensamento de Freud havia, na realidade, ocorrido muito antes, quando ele mudou da descrição de *estruturas* neurológicas para a descrição de *funções* neurológicas. Isto se aplica particularmente a funções corticais superiores, as quais para Freud envolviam *representações* cada vez mais *abstratas* de processos corporais mais básicos.

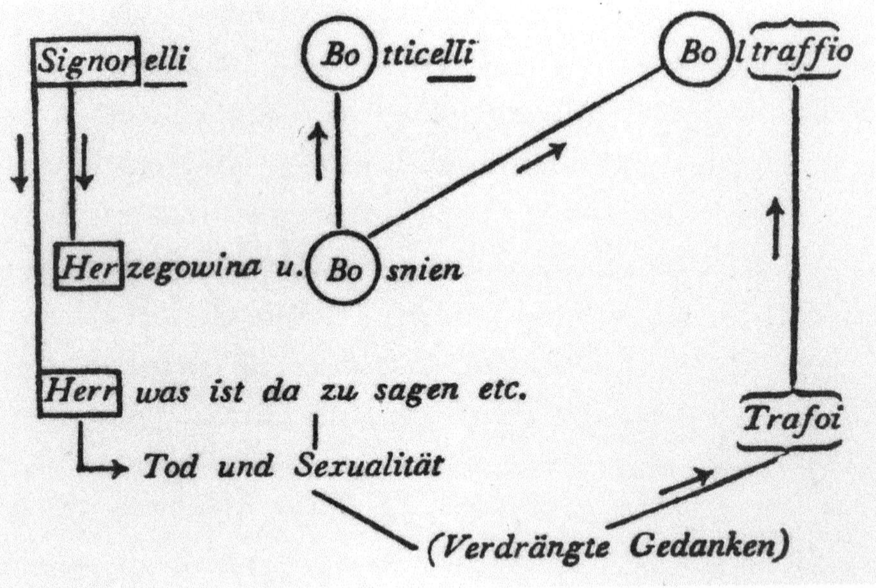
Signorelli
Botticelli
Boltraffio
Herzegowina u. Bosnien
Herr was ist da zu sagen etc.
Tod und Sexualität
Trafoi
(Verdrängte Gedanken)

41.

41. *Zum psychischen Mechanismus der Vergesslichkeit* (O Mecanismo Psíquico do Esquecimento), *Monatschrift für Psychiatrie und Neurologie*, Bd.4, Nr.6 (Dez. 1898), Fig. 1.

Comentário

Este desenho que retrata ligações associativas entre diversas apresentações de palavras conscientes, pré-conscientes e inconscientes, é conceitualmente idêntico às descrições anteriores de Freud dos processos neuropsicológicos na amnésia de sonhos e na amnésia traumática (Ilustrações 34-35).

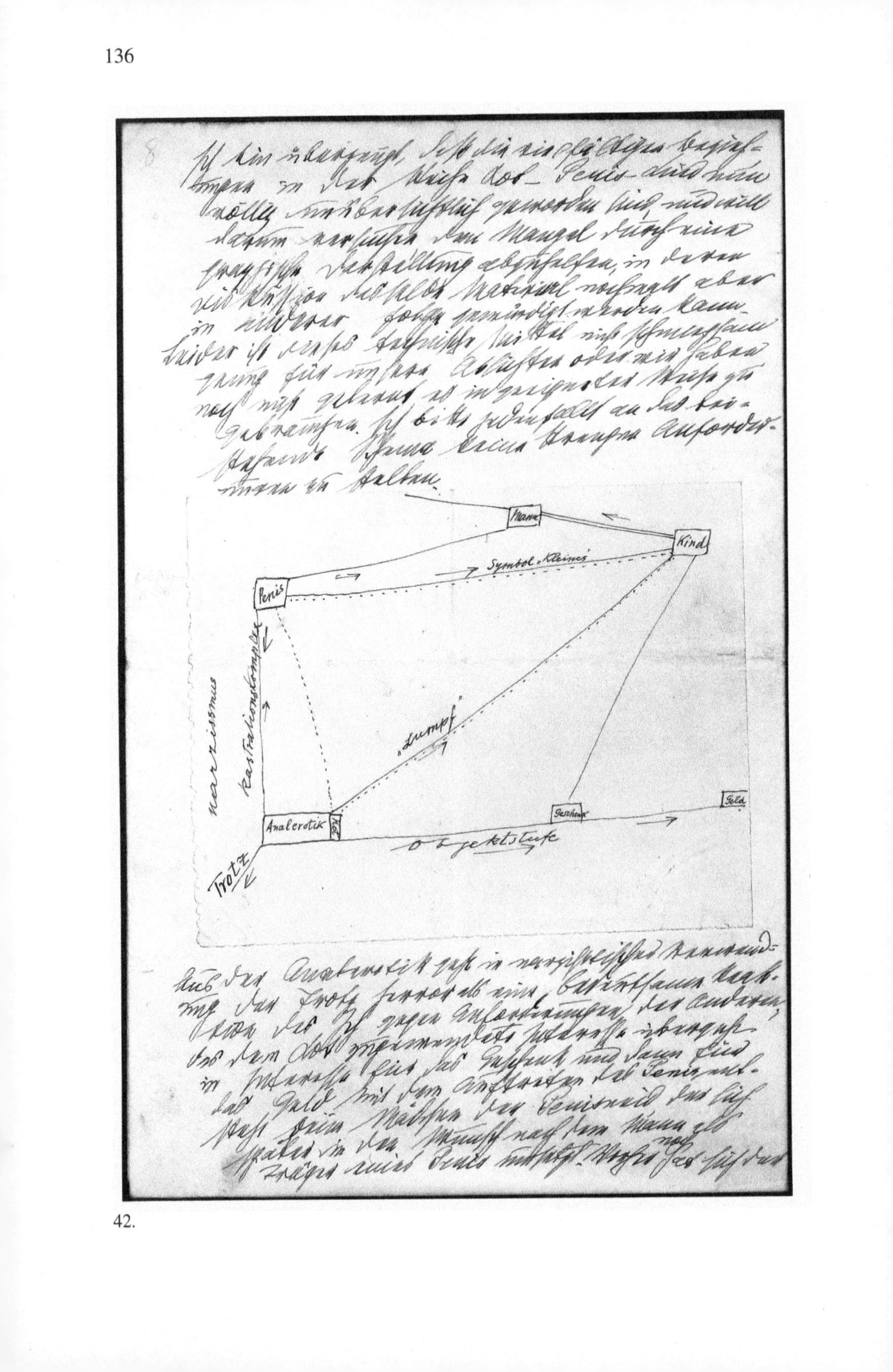

Mann
Kind
Symbol „Kleines"
Penis
Kastrationskomplex
Narzissmus
„Lumpf"
Analerotik
Kot
Geschenk
Geld
Objektstufe
Trotz

42.

42. *Über Triebumsetzung, insbesondere der Analerotik* (Sobre Transformações do Instinto conforme Exemplificadas no Erotismo Anal), 1917, Fig. 2. Coleção Sigmund Freud, Biblioteca do Congresso (Washington).

EXTRAÍDO DO TEXTO DE FREUD:

> Infelizmente este instrumento técnico (representação diagramática de múltiplas relações mentais no caso do "Pequeno Hans"), não é suficientemente adaptável para nossos propósitos, ou possivelmente ainda não aprendemos a usá-lo com eficiência. De qualquer modo, espero que o leitor não espere demais dele.

Comentário

O "instrumento técnico" que Freud se refere aqui é a *representação diagramática* em si. Fica claro a partir desta afirmação o porque dos desenhos terem se tornado cada vez mais raros nos escritos de Freud à medida que ele fez a transição da neuroanatomia para a psicanálise; os processos com os quais ele estava preocupado se tornaram progressivamente mais complexos, dinâmicos e abstratos, e, portanto, menos receptivos a formas visuais de representação.

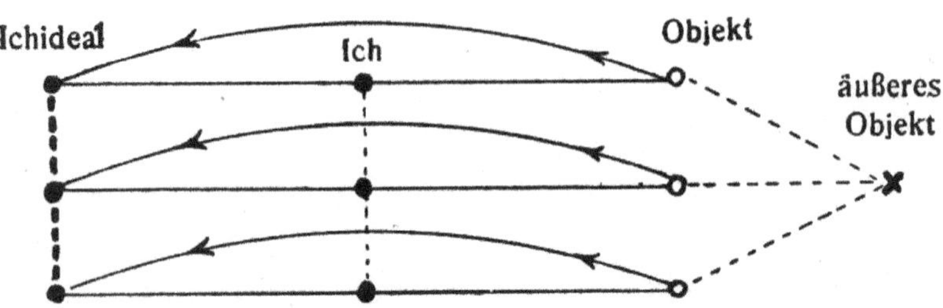

43.

43. *Massenpsychologie und Ich-Analyse* (Psicologia de Grupo e a Análise do Ego), 1921. Coleção Sigmund Freud, Biblioteca do Congresso (Washington).

Extraído do texto de Freud:

> Um grupo primário... é um número de indivíduos que colocaram um e o mesmo objeto no lugar de seu ego ideal e, consequentemente, se identificaram uns com os outros em seu ego. Esta condição admite uma representação gráfica.

Comentário

Este diagrama é único entre os desenhos de Freud, no sentido de que tenta representar relações entre os sistemas mentais (ou agências) mais importantes em um grupo de mentes humanas.

Desenho original de Freud (no manuscrito acima) para o diagrama publicado (na página ao lado). Coleção Sigmund Freud, Biblioteca do Congresso (Washington).

44. *Das Ich und das Es.* (*O Ego e o Id*) (Leipzig, Vienna, Zürich: Internationaler Psychoanalytischer Verlag, 1923). The New York Academy of Medicine.

EXTRAÍDO DO TEXTO DE FREUD:

> Se fizermos um esforço para representar isto de maneira pictórica, devemos acrescentar que o ego não envolve completamente o id, porém o faz somente na medida em que o sistema *Pcpt.* forma sua superfície, mais ou menos como o disco germinal se apoia sobre o óvulo. O ego (*Ich*) não fica drasticamente separado do id (*Es*); sua porção inferior se funde nele. No entanto, o reprimido se funde no id também, e é meramente uma parte dele... O estado de coisas que estivemos descrevendo pode ser diagramaticamente representado; embora deva ser enfatizado que a forma escolhida não tem nenhuma pretensão a qualquer aplicabilidade especial, apenas a intenção de servir para propósitos de exposição.

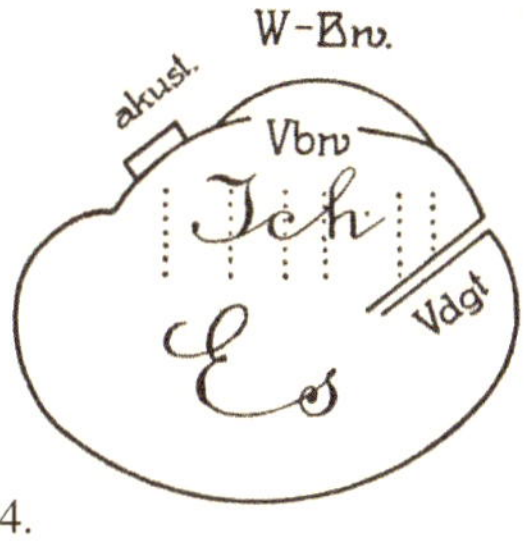

W-Bw = sistema percepção-consciência.
Vbw = sistema pré-consciente.
Vdgt = o reprimido.
Akust. = nervo acústico.

44.

Comentário

A distância percorrida por Freud desde seus desenhos anatômicos iniciais, cujo propósito mais amplo era o de retratar tão acuradamente quanto possível as características físicas verdadeiras de estruturas visualizadas com labor sob um microscópio, é comunicada com vividez pela sentença que encerra o extrato acima. Aqui, Freud insiste em que a forma escolhida é inteiramente arbitrária, inteiramente a serviço de uma descrição verbal de relações funcionais entre os sistemas ou agências da mente.

Por outro lado, sua extensa sombra do treinamento neurocientífico fica evidente na sentença seguinte, imediatamente subsequente à passagem acima citada: "Poderíamos acrescentar, talvez, que o 'eu' usa uma 'cápsula de escuta' — um lado apenas, como aprendemos na anatomia cerebral". Compare o comentário na Ilustração 30, referente ao papel funcional especial que Freud sempre atribuiu à linguagem. Não devemos esquecer o fato de que foi ele próprio quem rastreou a origem anatômica do nervo acústico aqui retratado (Ilustrações 24-26).

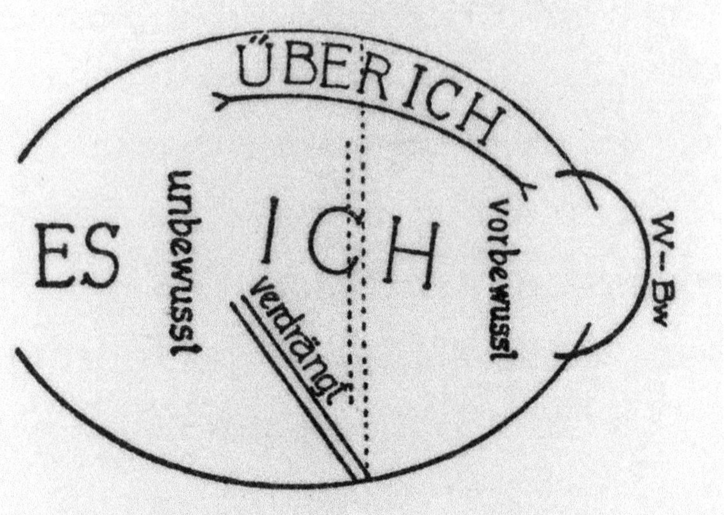

45.

45. O aparelho psíquico, *Neue Folge der Vorlesungen zur Einfüh-rung in die Psychoanalyse*. (*Novas Conferências Introdutórias sobre Psicanálise*) (Leipzig, Wien, Zurique: Internationaler Psychoanalytischer Verlag G.M.B.H., 1933).

EXTRAÍDO DO TEXTO DE FREUD:

> Eu gostaria de retratar as relações estruturais da personalidade mental, como as descrevi para você, no esboço despretensioso com o qual agora lhe presenteio (Ilustração 45). Como você vê aqui, o superego se funde no id; de fato, como herdeiro do complexo de Édipo, ele tem íntimas relações com o id; ele é mais remoto que o ego do sistema perceptual. O id tem comunicação com o mundo externo apenas através do ego — pelo menos, de acordo com o diagrama. Com certeza é difícil dizer hoje o quanto o desenho está correto. Em uma questão ele sem dúvida não está. O espaço ocupado pelo id inconsciente teria que ter sido incomparavelmente maior que aquele do ego ou do pré-consciente. Devo agora pedir-lhe para corrigir isto em suas ideias.

Comentário

Se compararmos este diagrama com aquele muito semelhante que consta de *O Ego e o Id* (Ilustração 44), será possível ver que o diagrama anterior difere do presente principalmente pelo fato de que o *superego* não está indicado nele. Sua ausência se justifica na seguinte passagem do trabalho anterior: "Seria vã a tentativa de localizar o ideal de ego, mesmo no sentido em que localizamos o ego, ou fazê-lo caber em qualquer das analogias com cuja ajuda tentamos retratar a relação entre o ego e o id". O "sentido em que localizamos o ego" a que Freud se refere aqui provavelmente diz respeito à seguinte passagem no trabalho anterior:

> O ego é em primeiro lugar e basicamente um ego corporal; ele não é meramente uma entidade de superfície, porém é ele próprio a projeção de uma superfície. Se quisermos encontrar uma analogia anatômica para ele, podemos melhor identificá-lo com o "homúnculo cortical" dos anatomistas, o qual fica apoiado sobre sua cabeça no córtex, estica seus calcanhares, olhando para trás, e, como sabemos, tem sua área da fala no lado esquerdo.

Uma vez mais, portanto, a sombra do treinamento neurocientífico de Freud fica evidente, a despeito de todas as declarações dele. Com efeito, as implicações do fato de que o ego deriva de "uma projeção mental da superfície do corpo" não podem ser superestimadas, pois isso é tão-somente uma reafirmação, em outras palavras, da percepção fundamental que ele alcançou pela primeira vez em sua *Introdução à Neuropatologia* (Ilustrações 26-28), no sentido de que redes corticais superiores transformam informações extraídas da periferia do corpo até que sejam alteradas de tal forma que não mais seja possível descrevê-las razoavelmente em termos anatômicos. *Essa transformação é a origem da mente*. Sobre o ego também, portanto, poderia em última instância dizer-se que "contém a periferia do corpo da mesma forma como um poema contém o alfabeto, em total rearranjo, servindo a diferentes propósitos" (*Sobre Afasia*, 1891). É por essa razão que o ego maduro não pode ser "localizado" mais do que o superego — e assim se explica igualmente por que Freud abandonou o desenho anatômico em seus últimos "esboços despretensiosos" das complexidades da mente.

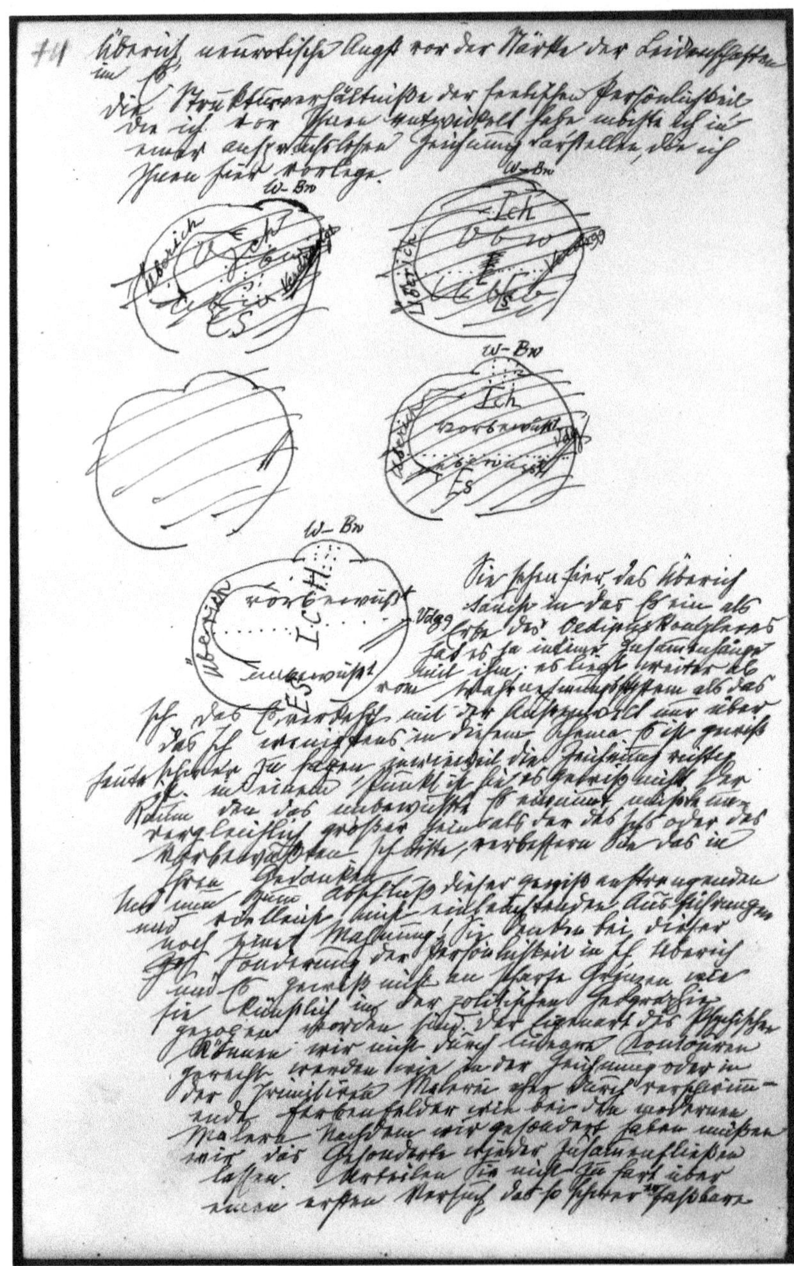
W-Bw
W-Bw
Ich
W-Bw
Ich
vorbewußt
Es
W-Bw
vorbewußt
Vdgg
unbewußt
Es

46.

46. Manuscrito de *Neue Folge der Vorlesungen zur Einführung in die Psychoanalyse*. (Novas Conferências Introdutórias sobre Psicanálise), 1933. Coleção Sigmund Freud, Biblioteca do Congresso (Washington).

Comentário

Estes notáveis esboços, descobertos entre os papéis de Freud na Biblioteca do Congresso por Ilse Grubrich-Simitis, mostram cinco variantes do diagrama que apareceu em sua "Dissecção da Personalidade Psíquica" nas Novas Conferências Introdutórias (Ilustração 43). As variantes diferem principalmente com respeito à relação entre o ego e o *Pcs*. por um lado, e o reprimido por outro . É interessante notar que as linhas pontilhadas que descendem do sistema *Cs.-Pcpt.* para o ego não aparecem na versão publicada. Também fica evidente que o desenho impresso sofreu rotação de 90 graus. Não fica claro se essa mudança foi feita por Freud ou por quem o publicou.

POSFÁCIO

Leopold Nosek

Sigmund Freud foi homem de seu tempo. Saído do shtetl *— pequeno povoado da Europa Central, habitado predominantemente por judeus —, cresce e desenvolve sua obra em Viena, centro do Império Austro-Húngaro. Emerge de um dos últimos resquícios feudais da Europa e cai vertiginosamente na modernidade. Como seu grupo de origem, é portador de uma cultura letrada e emancipada, por força das ideias iluministas que levaram o* Kaiser *Guilherme a permitir, em 1870, a entrada de judeus em Viena. Grato ao ideário de Kant, Schiller, Heine, Beethoven e Goethe, sente-se alemão e ama sua cultura. Como toda sua geração, não se dá conta de que ama uma Cultura que já não existe e de que seus conflitos e contradições apontam para uma tragédia que atingirá seu ápice nos anos 1930 levando-o ao exílio, o movimento psicanalítico a uma diáspora e suas irmãs e mãe ao extermínio industrializado juntamente com seu povo. Os judeus de fala alemã gostavam de se sentir diferenciados dos seus irmãos do Leste, a quem reputavam atrasados e obscurantistas. Sintomaticamente, como aponta Zygmunt Bauman em* Modernidade e Holocausto, *os judeus ditos assimilados conseguiram apenas conviver com outros judeus assimilados sem que isso fosse objeto de crítica.*

Sua obra movimentar-se-á permanentemente entre um caráter revolucionário de conceitos e prática e uma tentativa de acomodação aos pressupostos científicos de sua época. Uma tentativa de aceitação e sucesso no estabelecido que perdera seu sopro de desenvolvimento havia décadas. Esse duplo caráter irá entranhar o movimento psicanalítico criado pelo próprio Freud. Por um lado, pertencer ao consagrado, tornar-se uma ciência positiva e, por outro, criar uma metapsicologia, uma busca além do concreto, uma busca que sabe que a ciência não pode abarcar o seu objeto e que não há como evitar o projeto especulativo. A tensão é permanente e, muitas vezes, a metapsicologia ou é desconsiderada, ou seus supostos são tratados como conceitos científicos em referência a objetos concretos. Afinal, a origem mais remota de Freud remonta a uma cultura que é pouco catequética, tem uma tradição de recepção do estrangeiro em suas festas e o infinito não resiste à sua nomeação ou figuração. Assim, chegamos a seus esquemas e diagramas.

Além de mostrarem o movimento que a reflexão de Freud traça no percurso de sua vida, gostaria de chamar a atenção para algo de belo ou de estético que esses desenhos trazem. Num ambiente em que tudo o que se refere a Freud costuma ser sacralizado e transformado em objeto de veneração, chama a atenção a demora para que tais desenhos fossem expostos e tivessem em si o reconhecimento de uma qualidade merecedora de reflexão. Lynn Gamwell mostra em seu texto a suspeita que esquemas especulativos despertam no "verdadeiro" espírito científico. Outra insuficiência perceptiva em relação aos diagramas foi ignorar seu aspecto estético. Apenas em 2006 realizou-se a exposição conjunta desses desenhos no espaço de um museu de arte. O potencial de letras e palavras, usadas em forma abstrata, já havia sido mostrado pelos cubistas e adquire uma expressão maior junto aos concretistas russos. Não é o caso aqui de estender esta questão, mas apenas de lembrar, em nosso meio, dos trabalhos de Mira Schendel e Leon Ferrari, que acenam com matrizes de sinais de uma escrita que procura a existência e o descanso da forma expressiva.

Vemos por outro lado, em nosso meio, sempre uma tendência de apreciação da arte tradicional consagrada. Não costumamos estar ao lado das vanguardas. Um exemplo acessível a todos é o uso abusivo em nossas publicações de imagens, por exemplo, da esfinge do mito de Édipo, da Medusa, de Ícaro etc. A época clássica gostava de acreditar que, aos gregos, eram essenciais a pureza das formas, a clareza expressiva, a harmonia e a luminosidade. Assim foi também com o Iluminismo. Hoje sabemos que, ao lado de Apolo, figura no Panteão o deus Dionísio, que vem do obscuro, que é emocional e conflitivo. A psicanálise, ao lado da obra de Nietzsche, foi divulgadora dessa visão, mas demoramos a nos apresentar assim. Até quando deveremos procurar a aceitação de formas de pensar que confrontamos na essência?

Finalizando, não posso deixar de assinalar a satisfação de me deparar com esta curadoria, pois em 1989, ao editarmos a Revista ide, *nos insurgimos contra o caráter ingênuo que as interpretações buscavam na clínica e na apreensão teórica. Como que se buscasse uma figuração que retrataria o objeto em questão. O analista seria alguém que com uma polaróide instantaneamente retrataria e figuraria a incógnita. Quando muito, consideraria que, havendo uma multideterminação causal, como dizia Freud, o analista teria que ter uma aptidão para uma multiplicidade de disparos fotográficos. Acreditávamos que essa ingenuidade estava presente no caráter de nossas capas. Utilizamos com intenção estética e comunicativa o diagrama sexual de 1894 de Freud. Nada pretendíamos retratar, apenas propor que o pensamento se movesse, se colocasse em questão, se detivesse num mistério, num desafio. Tampouco acreditávamos que a forma estética tivesse algum significado sem o trabalho do espectador. Assim colocamos sobre o diagrama uma lente que focava o termo* Sexualschema. *Estava acenado o apelo para uma leitura única e pessoal, a criação do leitor, sua independência do dogma. Algo mais próximo do que acreditávamos ser o método analítico: na medida em que seu objeto é o inconsciente, sua fixação implica sua destruição. Sempre móvel, vem da obscuridade e sua apreensão é efêmera e sua forma é noturna, tem o modo dos sonhos. Carrega inevitavelmente o caráter do sonhador e do sonhado. Propúnhamos que cada ilustrador colocasse a lente onde lhe parecesse mais apropriado. As possibilidades gráficas se revelaram infinitas: podia ser disposta sobre qualquer palavra, trecho, intersecção de linhas ou espaço vazio do diagrama. Fez-se uma lente que não mostrava o texto, mas, como um espelho, mostrava quem o mirava; fez-se uma lente como um orifício que observava o interno etc. Até hoje, passados quase vinte anos, a mobilidade que a forma do diagrama permite traz surpresas para quem a edita e quem a lê. Mais que figurações, o que nos interessa é o movimento do espírito, já que o nosso objeto aponta para o infinito e a nós se mostrará, como dizia Jorge Luis Borges, numa centelha em espelhos e em sonhos. Mostrar-se-á também como vemos neste conjunto de esboços de Freud, uma figuração do gênio em movimento. Vê-los abre o desafio de darmos contorno a uma abstração, a impossibilidade psicanalítica: sua busca pela metapsicologia.*

COLABORADORES

Lynn Gamwell é historiadora da arte e da ciência, e diretora do Binghamton University Art Museum, da State University of New York (Museu de Arte da Universidade de Binghamton da Universidade Estadual de Nova York). Autora de *Sigmund Freud and Art: His Personal Collection of Antiquities* (1989), [*Madness in America: Cultural and Medical Perceptions of Mental Illness before 1914* (1994)], [*Dreams 1900-2000: Science, Art and the Unconscious Mind* (2000)] e *Exploring the Invisible: Art, Science, and the Spiritual* (2002).

Mark Solms é psicanalista e professor de neurocirurgia na Faculdade de Medicina St. Bartholomew and Royal London; titular de neuropsicologia da Universidade de Cape Town, na África do Sul; diretor do Centro Arnold Pfeffer de Neuro-Psicanálise do Instituto Psicanalítico de Nova York. Autor de *A Moment of Transition: Two Neuroscientific Articles by Sigmund Freud* (1990), *The Neuropsychology of Dreams: A Clinico-Anatomical Study* (1997), *Clinical Studies of Neuropsycho-analysis: An Introduction to Depth Neuropsychology* (2000) e *The Brain and the Inner World: An Introduction to the Neuroscience of Subjective Experience* (2002).

Edição Brasileira

Cláudio Rossi é médico psiquiatra; psicanalista; membro efetivo e atual secretário geral da Sociedade Brasileira de Psicanálise de São Paulo; atual presidente da Federação Brasileira de Psicanálise.

Jassanan Amoroso Dias Pastore é psicanalista; membro efetivo da Sociedade Brasileira de Psicanálise de São Paulo e do Departamento de Psicanálise do Instituto Sedes Sapientiae; colaboradora da curadoria da Exposição *Freud: Conflito e Cultura* e *Brasil: Psicanálise e Modernismo*, Museu de Arte de São

Paulo Assis Chateaubriand, 2000; atual editora da Revista *ide*: *psicanálise e cultura*, publicação da Sociedade Brasileira de Psicanálise de São Paulo.

LEOPOLD NOSEK é psicanalista; membro efetivo da Sociedade Brasileira de Psicanálise de São Paulo; curador da Exposição *Freud: Conflito e Cultura* e *Brasil: Psicanálise e Modernismo*, Museu de Arte de São Paulo Assis Chateaubriand, 2000; atual editor da Revista Brasileira de Psicanálise, publicação da Federação Brasileira de Psicanálise.

LUÍS CARLOS MENEZES é psicanalista, com formação na Associação Psicanalítica da França; membro efetivo da Sociedade Brasileira de Psicanálise de São Paulo e do Departamento de Psicanálise do Instituto Sedes Sapientiae; médico pela Universidade Federal Rio Grande Sul, Doutor em Ciências pela Universidade de Paris XI; psiquiatra pela CHU Pitié-Salpêtrière. Autor de *Fundamentos de uma Clínica Freudiana* (2001).

CRÉDITOS DE FOTOGRAFIAS

Biblioteca do Congresso, Washington, D.C.
Ilustrações: 1, 2, 27, 28, 29, 32, 33, 34, 35, 36, 37, 38, 39, 42, 43, 44, 46.

Freud Museum, London.
Ilustrações: Frontispício, 4, 5, 6, 7, 8, 9, 10, 11, 12, 13, 15, 16, 17, 18, 19.

The New York Academy of Medicine.
Ilustrações: 22, 23.

Chris Focht.
Ilustrações: 3, 14, 20, 21, 24, 25, 26, 30, 31, 40, 41, 45.

AGRADECIMENTOS

Foi um privilégio trabalhar com Mark Solms nesta exposição, desde a concepção da mesma à noite de abertura. O projeto foi realizado pelos esforços de muitas pessoas, às quais eu sou grata: Miriam Mandelbaum, curadora de livros e manuscritos da New York Academy of Medicine, pelo empréstimo das publicações de Freud e por sua ajuda na apresentação da exposição na instituição dela; Bruce Sklarew, MD, pelo empréstimo das primeiras edições de livros de Freud, da Coleção Sigmund Freud, Divisão de Manuscritos, Biblioteca do Congresso, Washington D. C.; Michael Molnar, diretor interino do Museu Freud, Londres; Matthew von Unwerth, diretor da Biblioteca Abraham A. Brill da Sociedade e Instituto Psicanalíticos de Nova York; Tom Roberts, da Paterson Marsh Ltd., Londres, pela ajuda na obtenção de fotografias; Susan e Stanley Reifer, pelo apoio deles para a publicação; e Dottie Jeffries, diretora de assuntos públicos da Associação Psicanalítica Americana. Na qualidade de diretora do Museu de Arte, eu organizei esta exposição na Universidade Binghamton sob a liderança da Presidente Lois B. DeFleur, a qual inspirou sua equipe a dar o máximo de si; lá, Silvia Vassileva-Ivanova atuou como registradora do Museu de Arte e David Skyrca fez o projeto deste livro.

Deixei para o final a expressão de minha mais profunda gratidão ao psicanalista que mais me ensinou sobre os trabalhos da mente, Peter A. Gelker, MD, PhD.

Lynn Gamwell

Curadora da Exposição

A *Iluminuras* dedica suas publicações à memória de sua sócia Beatriz Costa [1957-2020] e a de seu pai Alcides Jorge Costa [1925-2016].